UMSCHAU

Die aktuelle Lebensmitteltabelle bei

Stoffwechselstörungen

Erwünschte und unerwünschte
Lebensmittelinhaltsstoffe bei

Gicht
Übergewicht
Bluthochdruck
Erhöhten Blutfetten

Beate Heseker / Dr. Helmut Heseker / Dr. med. Friedrich Ostheimer

Inhaltsverzeichnis

Einführung	3
Übergewicht und die Folgen	3
Das wünschenswerte Körpergewicht	4
Ein dicker Bauch signalisiert Gefahr	4
Ernährungsregeln bei Übergewicht	5
Hyperlipidämien (erhöhte Blutfette)	6
Ernährungsregeln bei Hyperlipidämien	7
Hypertonie (Bluthochdruck)	8
Ernährungsregeln bei Bluthochdruck	8
Hyperurikämie und Gicht	9
Ernährungsregeln bei Hyperurikämie	9
Über diese Nährwerttabelle	10
Erläuterungen zum Gebrauch der Tabelle	10
Abkürzungen	11
Getreide und Mehle	12
Brot und Brötchen	14
Dauerbackwaren	18
Kuchen und Gebäck	20
Frühstückscerealien	22
Teigwaren	24
Gemüse und -produkte	24
Kräuter	30
Hülsenfrüchte	30
Sprossen	30
Pilze	32
Kartoffeln und -produkte	32
Obst und -produkte	34
Nüsse und Samen	38
Eisspeisen	40
Brotaufstriche	42
Süßwaren	42
Zucker	44
Alkoholfreie Getränke	44
Alkoholische Getränke	46
Milch und -produkte	50
Quark und Käse	52
Eier	58
Fleisch	58
Geflügelfleisch	62
Fleischgerichte	64
Fleisch- und Wurstwaren	66
Fisch	70
Krusten- und Weichtiere	72
Fischwaren und -gerichte	72
Pflanzliche Öle und Fette	74
Tierische Fette	76
Soßen und Würzmittel	76
Zutaten	78
Fertigsalate	80
Suppen und Eintöpfe	80
Nudelgerichte	82
Nachspeisen	82
Weitere Gerichte	84
Literatur	86
Register	87

Einführung

Stoffwechselstörungen, die mit erhöhten Blutfett-, Blutzucker- oder Harnsäurespiegeln oder Bluthochdruck einhergehen, entstehen oft bei entsprechender erblicher Veranlagung. Sie werden aber häufig erst durch Überernährung und daraus resultierendem Übergewicht ausgelöst. Diese Stoffwechselstörungen lassen sich vielfach durch eine gezielte Ernährung positiv beeinflussen.

Unsere Lebensmittel enthalten neben den wichtigen und zum Teil lebensnotwendigen Nährstoffen oft auch unerwünschte Inhaltsstoffe, wie Cholesterin und Purine. Auch ein Übermaß an Fett oder Kochsalz in Lebensmitteln und Speisen gilt häufig als unerwünscht. Diese Lebensmitteltabelle enthält die wichtigsten erwünschten und unerwünschten Lebensmittelinhaltsstoffe, die bei ernährungsabhängigen Erkrankungen von Bedeutung sind.

Stoffwechselstörung	erwünscht	unerwünscht
Übergewicht	Ballaststoffe	kcal, Fett, Alk
erhöhte Blutfette	EUFS, MUFS	kcal, GFS, Chol
Bluthochdruck		kcal, Kochsalz, Alk
Gicht		kcal, Purine, Alk

Alk	*Alkohol*
Chol	*Cholesterin*
kcal	*Nahrungsenergie*
GFS	*gesättigte Fettsäuren*
EUFS	*einfach ungesättigte Fettsäuren*
MUFS	*mehrfach ungesättigte Fettsäuren*

Übergewicht und die Folgen

Übergewicht (Adipositas) entsteht durch eine übermäßige Bildung von Körperfettgewebe. Es beeinträchtigt auf Dauer unsere Gesundheit und unser Wohlbefinden. Übergewicht ist häufig Ursache für eine Reihe von Folgeerkrankungen (metabolisches Syndrom), wie z.B. Fettstoffwechselstörungen, damit verbundene Gefäßerkrankungen und Verschlechterung der Blutfließeigenschaften, Diabetes mellitus (Typ-II), Bluthochdruck und Gicht. Stark übergewichtige Personen sind im Durchschnitt häufiger krank und weisen eine deutlich geringere Lebenserwartung auf.

Das wünschenswerte Körpergewicht

Als wünschenswert gilt das Körpergewicht, das die Lebenserwartung am wenigsten verkürzt. Das eigene Körpergewicht kann mit Hilfe des Körpermassenindex (BMI) zuverlässig bewertet werden. Der BMI berechnet sich wie folgt:

$$\text{BMI} = \frac{\text{Körpergewicht (kg)}}{\text{Körperlänge (m)} \times \text{Körperlänge (m)}}$$

Das Körpergewicht, das mit der höchsten Lebenserwartung verbunden ist, nimmt mit dem Alter leicht zu. Daher wird das Körpergewicht heute altersabhängig bewertet:

Alter	normaler BMI	Alter	normaler BMI
18 – 24 J.	19 – 24	45 – 54 J.	22 – 27
25 – 34 J.	20 – 25	55 – 64 J.	23 – 28
35 – 44 J.	21 – 26	> 65 J.	24 – 29

Insbesondere sollte in jungen Jahren ein übermäßiger Anstieg des Körpergewichts vermieden werden. Wenn keine weiteren Risikofaktoren vorliegen, ist gegen eine mit dem Älterwerden verbundene leichte Gewichtszunahme nichts einzuwenden. Ein BMI über 30 gilt aber in jedem Fall als therapiebedürftig.

Ein dicker Bauch signalisiert Gefahr

Für die Beurteilung des Gesundheitsrisikos, das vom Übergewicht ausgeht, sind nicht nur das Ausmaß und die Dauer, sondern auch ganz besonders der Ort der Fettansammlung von Bedeutung. Ist das Fett vor allem im Bauchbereich („Bierbauch") lokalisiert, führt dies häufiger zu Stoffwechselstörungen, als wenn Fett überwiegend im Hüftbereich angesiedelt ist. Die Fettverteilung im Körper kann leicht durch Messen des Umfangs von Taille (T) und Hüfte (H) und durch Berechnen des Taille-zu-Hüft-Quotienten (THQ) beurteilt werden:

$$\text{THQ} = \frac{\text{Tailleumfang (cm)}}{\text{Hüftumfang (cm)}}$$

Ein THQ von über 1,0 bei Männern bzw. 0,85 bei Frauen deutet auf eine vorwiegende Fettansammlung im Bauchbereich hin. Eine Gewichtsabnahme ist dann dringend zu empfehlen. Übergewicht kann nur dann entstehen, wenn die Kalorienaufnahme über einen längeren Zeitraum den Energieverbrauch des Körpers übersteigt *(positive Energiebilanz)*. Unser Körper speichert diese überschüssige Energie in Form von Fett. Um die Entstehung von Übergewicht zu vermeiden oder bereits bestehendes Übergewicht abzubauen, ist daher eine Beschränkung der Energieaufnahme notwendig. Alle heute propagierten Maßnahmen zur Gewichtsabnahme beruhen auf dem Prinzip der *negativen Energiebilanz*.

Ernährungsregeln bei Übergewicht

Die beste und langfristig erfolgversprechendste Form der Übergewichtstherapie stellt die kalorienreduzierte Mischkost dar. Diese besteht aus alltäglichen Lebensmitteln und ist gleichzeitig die nebenwirkungsärmste Form, ohne daß sie mit Leistungseinbußen verbunden ist. Viele extreme Diätformen sind dagegen gesundheitlich bedenklich und führen nicht zu einer dauerhaften Ernährungsumstellung. Eine um 500 kcal/Tag verminderte Energieaufnahme führt in etwa zu einem Gewichtsverlust von 500 g/Woche. Die Gewichtsabnahme wird durch zusätzliche körperliche Betätigung beschleunigt.

> **Zuviel Fett macht fett**
> Neueren Erkenntnissen zufolge ist eine fettarme Ernährung am besten geeignet, eine Gewichtsreduktion herbeizuführen. Unsere Kost sollte nicht mehr als 30 % der Kalorien in Form von Fett ent-

halten. Verzichten Sie, wo immer es geht auf Fett. Achten Sie insbesondere auch auf versteckte Fette u. a. in Wurstwaren und Käse, Backwaren, Dressings, Desserts, Kartoffelchips oder Pommes frites.

Kohlenhydrate. Der Anteil der Kohlenhydrate sollte mehr als 50 % der Kalorienzufuhr betragen. Bevorzugen Sie stärkereiche Lebensmittel, wie Kartoffeln, Brot, Reis, Nudeln, Hülsenfrüchte.

Eiweiß. 10–15 % der Energie sollten in Form von Eiweiß zugeführt werden. Bevorzugen Sie fettarme Eiweißträger: fettarme Fleisch- und Fischarten, Magerquark, fettarme Wurst- und Käsesorten.

Ballaststoffe. Die Ballaststoffaufnahme sollte über 30 g / Tag liegen. Bauen Sie vermehrt ballaststoffreiche Lebensmittel, wie Vollkornprodukte, Gemüse, Salate und Obst in Ihren Speiseplan ein. Eine ballaststoffreiche Kost senkt möglicherweise auch das Dickdarmkrebsrisiko.

Flüssigkeit. Achten Sie auf eine reichliche Flüssigkeitszufuhr (mindestens 2 l / Tag). Bevorzugen Sie Mineralwasser, Tees und verdünnte Obstsäfte (z.B. Apfelsaftschorle).

Rechenbeispiel: Bei einem angenommenen Energiebedarf von 2400 kcal werden die Hauptnährstoffmengen wie folgt berechnet:

55 % Kohlenhydrate	=	1320 kcal oder 330 g
(2400 × 0,55 = 1320)		(1320 : 4 = 330)
30 % Fette	=	720 kcal oder 80 g
(2400 × 0,30 = 720)		(720 : 9 = 80)
15 % Eiweiß	=	360 kcal oder 90 g
(2400 × 0,15 =360)		(360 : 4 = 90)

Hyperlipidämien (erhöhte Blutfette)

Viele Erwachsene werden jährlich von ihrem Arzt mit der Diagnose erhöhter Blutfettspiegel (Hyperlipidämie) konfrontiert. Hierbei kann es sich um eine Erhöhung des Cholesterins (Hypercholesterinämie) und / oder der Triglyzeride (Hypertriglyzeridämie) handeln. Diese

Stoffwechselstörungen entstehen meist bei Vorliegen einer erblichen Veranlagung unter dem Einfluß einer falschen Ernährung. Hierdurch wird die Entstehung einer Arteriosklerose und ihrer Folgekrankheiten (z.B. Herzinfarkt, Gehirnschlag) begünstigt.

Ernährungsregeln bei Hyperlipidämien

Auch wenn die Bedeutung bestimmter diätetischer Maßnahmen gelegentlich kontrovers diskutiert wird, haben bestimmte Maßnahmen, wie eine Verringerung der Cholesterin- und Fettaufnahme, Bevorzugung von einfach und mehrfach ungesättigten Fettsäuren, Erhöhung der Ballaststoffaufnahme, Beschränkung der Kalorienaufnahme, Vermeidung von Übergewicht und vermehrte körperliche Bewegung unter Ernährungsmedizinern einen festen Platz in der Ernährungstherapie. Ernährungsregeln zielen darauf ab, bestehendes Übergewicht zu vermindern und den Blutfettspiegel zu senken.

Fette. Auch wenn Fette einen hohen Sättigungswert haben und die Schmackhaftigkeit von Speisen erhöhen, sollte die tägliche Kost weniger als 30 % der Energie als Fett enthalten. Eine fettreiche Ernährung fördert ganz erheblich das Übergewicht und kann zur Erhöhung der Blutfette führen. Meiden Sie fettreiche Lebensmittel! Achten Sie besonders auf versteckte Fette und garen Sie mit wenig Fett! Die gesundheitliche Bedeutung eines Fettes wird durch den Gehalt an gesättigten (GFS), einfach (EUFS) und mehrfach ungesättigten (MUFS) Fettsäuren bestimmt. Pflanzliche Öle und Fette enthalten einen hohen Anteil an ungesättigten Fettsäuren, die cholesterinsenkend wirken. Tierische Fette enthalten dagegen reichlich gesättigte Fettsäuren, die sich ungünstig auf den Cholesterinspiegel auswirken. Die verzehrten Fette sollten zu je einem Drittel aus gesättigten, einfach und mehrfach ungesättigten Fettsäuren bestehen. Bevorzugen Sie Sonnenblumen-, Maiskeim- oder Olivenöl.

Cholesterin. Cholesterin ist nur in Lebensmitteln tierischen Ursprungs enthalten. Unser Körper braucht Cholesterin zum Aufbau von bestimmten Hormonen, kann es aber in ausreichenden Mengen selbst bilden. Die Aufnahme sollte auf maximal 300 mg/Tag beschränkt werden. Vermeiden Sie cholesterinreiche Lebensmittel wie Eigelb, Hirn, Leber, Nieren, Geflügelhaut, Schalentiere. Schränken Sie den Verzehr an Lebensmitteln tierischer Herkunft ein. Fettarmes Fleisch enthält fast soviel Cholesterin wie fettes Fleisch.

Ballaststoffe. Steigern Sie die Ballaststoffaufnahme auf über 30 g pro Tag, denn diese bewirken eine Senkung der Blutfette. Verwenden Sie zumindest teilweise Vollkornbrot. Haferflocken, Gemüse, Salate und Obst sind ebenfalls ballaststoffreich und schmecken.

Hypertonie (Bluthochdruck)

Bluthochdruck kann viele Ursachen haben. Häufig spielt auch hier die erbliche Veranlagung eine Rolle. Meist führen aber erst Faktoren wie Übergewicht, hohe Kochsalzaufnahme oder übermäßiger Alkoholgenuß zur Ausbildung der Erkrankung. Bluthochdruck ist einer von mehreren Risikofaktoren für Herz- und Kreislauferkrankungen. Gefürchtete Spätfolgen sind die Schädigung von Nieren, Herz und Gehirn. Die Lebenserwartung von Hypertonikern ist in Abhängigkeit von der Dauer und dem Schweregrad der Erkrankung vermindert. Diätetische Maßnahmen können den Bedarf an blutdrucksenkenden Medikamenten vermindern.

Ernährungsregeln bei Bluthochdruck

Energie. Da Übergewicht oft mit Bluthochdruck einhergeht, ist eine Gewichtsabnahme eine wichtige und unbestrittene Maßnahme.

Alkohol. Durch die Einschränkung der Alkoholaufnahme läßt sich ebenfalls eine nachhaltige Senkung des Blutdruckes erzielen. Nach exzessivem Alkoholgenuß bleibt der Blutdruck oft über Tage erhöht.

Kochsalz. Bei vielen Patienten führt auch ein verminderter Salzkonsum (Natriumkonsum) zu einer Normalisierung eines erhöhten Blutdrucks. Der Mensch benötigt nicht mehr als 5 – 6 g Kochsalz / Tag. Durchschnittlich nehmen wir jedoch mehr als doppelt soviel auf. Bei einer leichten oder mittelschweren Hypertonie ist oft eine alleinige

Ernährungstherapie ausreichend. Ist das nicht der Fall oder liegt eine schwere Hypertonie vor, dann ist die Kombination blutdrucksenkender Medikamente mit einer Ernährungstherapie angezeigt.

> **Kochsalzarme Diät** (< 3 g NaCl / Tag). Alle Grundnahrungsmittel sind zugelassen. Bedingt erlaubt sind Brot und Gemüsekonserven. Alle Lebensmittel, denen Kochsalz zugesetzt wurde, sind zu meiden. Bevorzugung natriumarmer Mineralwässer.
>
> **Mäßig kochsalzarme Diät** (< 6 g NaCl / Tag). Alle Grundnahrungsmittel sind zugelassen. Bedingt erlaubt sind Lebensmittel mit Kochsalzzusatz wie Wurst, Käse, Fischmarinaden, Fertiggerichte. Jede weitere Verwendung von Kochsalz sollte vermieden werden.

Hyperurikämie und Gicht

Auch von der Gicht ist bekannt, daß sie durch Ernährungsfaktoren beeinflußt wird. Meist entsteht diese Erkrankung bei erblich vorbelasteten Personen unter dem Einfluß einer überreichlichen Ernährung. Der Gicht liegt eine Störung des Harnsäurestoffwechsels zugrunde. Harnsäure wird im Körper aus Purinen gebildet, die mit der Nahrung aufgenommen werden und Bestandteil jeder Zelle sind. Übersteigt der Harnsäurespiegel im Blut (Hyperurikämie) eine kritische Grenze (> 7 mg/dL), dann kann es zu einer Kristallbildung der Harnsäure in verschiedenen Körpergeweben kommen. Diese Kristalle lagern sich bevorzugt in den Gelenken und Nieren ab und führen dort zu schmerzhaften Entzündungen (Gichtanfall). Die medikamentöse Therapie ist zwar sehr wirksam, aber nicht die einzige Möglichkeit der Behandlung. Die Umstellung auf eine purinarme, kalorienverminderte Ernährung ist ähnlich wirksam, hilft Medikamente und Kosten zu sparen und ist nebenwirkungsfrei.

Ernährungsregeln bei Hyperurikämie

Im Vordergrund steht die Ausschaltung der Faktoren, die eine Hyperurikämie begünstigen: kalorische Überernährung, fettreiche Ernährung, überhöhte Purinzufuhr und übermäßiger Alkoholgenuß.

Purine. Puringehalte in Lebensmitteln werden auf die daraus vom Körper gebildete Harnsäure umgerechnet. Durch eine purinarme Ernährung (< 500 mg Harnsäure/Tag) bzw. streng purinarme Ernährung (< 300 mg Harnsäure/Tag) kann eine Senkung des Harnsäurespiegels erreicht werden. **Purinreich** sind Lebensmittel, die einen hohen Zellkerngehalt aufweisen: Innereien, Haut von Schlachttieren, Fisch und Geflügel, Hefe, Samen und Keime, Hülsenfrüchte, Kleie, Fleisch, Fisch. **Purinarm** sind Mehle, Kartoffeln, Obst und viele Gemüse. Milch, Milchprodukte und Butter sind praktisch **purinfrei.**

Energie. Liegt Übergewicht vor, so ist eine langsame Gewichtsabnahme anzustreben (siehe Seite 5).

Flüssigkeit. Es ist auf eine reichliche Flüssigkeitsaufnahme zu achten (2 l/Tag und mehr). Der Alkoholkonsum sollte stark eingeschränkt werden. Vor allem sind Exzesse zu meiden. Alle Biersorten, auch alkoholfreies Bier, enthalten Purine. Kalorienfreie Mineralwässer und kalorienarme, verdünnte Obstsäfte sind zu bevorzugen.

Fette. Eine fettreiche Ernährung begünstigt ebenfalls die Entstehung einer Hyperurikämie. Der Fettanteil der Nahrung sollte weniger als 30 % der Gesamtenergie betragen (siehe Seite 5).

Über diese Nährwerttabelle

Die unterschiedliche Zusammensetzung der Lebensmittel führt dazu, daß die Nährwertangaben oft nur Schätzungen der tatsächlichen Gehalte sein können. Daher sollte übergenaues Rechnen vermieden werden. Geringe Abweichungen der Nährwertangaben auf der Verpackung eines Lebensmittels von den Angaben in einer Nährwerttabelle sind daher eher die Regel als die Ausnahme. Spezielle diätetische Lebensmittel wurden nicht in diese Tabelle aufgenommen, da deren Nährstoffe auf der Verpackung genau deklariert sind.

Erläuterungen zum Gebrauch der Tabelle

Alle Angaben beziehen sich auf 100 g verzehrsfertiger Lebensmittel. Die kcal-Werte wurden nach der EG-Richtlinie über die Nährwertkennzeichnung berechnet. In der Tabelle sind übliche Portionsgrößen angegeben. Die Purinangaben beziehen sich bereits auf die daraus gebildete Harnsäure. Hohe Gehalte an Fett, Cholesterin, Harnsäure oder Kochsalz sind in der Tabelle **halbfett** gekennzeichnet. Diese Lebensmittel sollten bei Vorliegen einer entsprechenden Stoffwechselstörung möglichst gemieden werden. Bei der Kennzeichnung wurden folgende Kriterien verwendet:

mehr als 10 g	Fett / Portion des Lebensmittels
mehr als 100 mg	Cholesterin / Portion
mehr als 100 mg	Harnsäure / Portion
mehr als 1,0 g	Kochsalz / Portion

Auch bei Vorliegen einer Stoffwechselstörung ist Essen nicht nur ein notwendiges Übel, sondern sollte lustbetont sein und Spaß machen.

Rechenbeispiel: Cholesteringehalt in 1 Hühnerei:

$$\frac{\text{Portionsmenge} \times \text{Cholesteringehalt}}{100}$$

$$\frac{60 \text{ g} \times 400 \text{ mg}}{100 \text{ g}} = 240 \text{ mg Cholesterin / Portion}$$

Abkürzungen

EUFS	einfach ungesättigte Fettsäuren
F. i.Tr.	Fettgehalt in der Trockenmasse
KH	Kohlenhydrate
MUFS	mehrfach ungesättigte Fettsäuren
N	Nährstoffgehalt nicht bekannt
Sp	Nährstoff in Spuren vorhanden
ST	Stück
TK	Tiefkühlprodukt
TP	Trockenprodukt

100 g verzehrsfertiger Lebensmittel enthalten:	Energie	Protein	KH	übliche Portion
	kcal	g	g	g
Getreide und Mehle				
Buchweizen, geschält	336	9,1	71,0	1 EL 20
Vollkornmehl	351	10,9	67,5	1 EL 20
Grütze	335	7,5	72,6	1 EL 20
Gerste, Vollkorn	315	9,8	64,3	1 EL 20
Graupen	335	9,7	71,0	1 EL 20
Grünkern (Dinkel)	321	10,8	63,3	1 EL 20
Mehl	364	9,7	70,3	1 EL 20
Vollkornmehl	333	13,3	64,0	1 EL 20
Hafer, Vollkorn	350	11,7	59,8	1 EL 20
Schmelzflocken	354	12,3	58,1	1 EL 10
Haferflocken (kernige)	366	12,5	63,3	1 EL 10
Hirse, geschält	350	9,8	68,8	1 EL 20
Mehl	351	10,0	69,8	1 EL 20
Mais, Vollkorn	327	8,5	64,7	1 EL 20
Mehl	324	8,3	66,3	1 EL 20
Stärke	346	0,4	85,9	1 EL 20
Grieß (Polenta)	346	8,8	75,0	1 EL 20
Reis, unpoliert	345	7,2	74,0	1 EL 30
poliert	343	6,8	77,7	1 EL 30
poliert, gekocht	104	2,1	23,5	150
parboiled, gekocht	123	2,4	27,6	150
Naturreis, gekocht	127	2,7	27,3	150
Reismehl	346	6,7	78,2	1 EL 20
Reisstärke	343	0,8	85,0	1 EL 20
Wildreis	338	7,0	73,0	1 EL 20

Ballast-stoffe g	gesamt g	Fette EUFS g	MUFS g	Chole-sterin mg	Harn-säure mg	Koch-salz g
3,7	1,7	0,6	0,6	0	150	0,0
3,2	2,7	0,9	0,9	0	150	0,0
3,2	1,6	0,6	0,6	0	125	0,0
9,8	2,1	0,2	1,3	0	94	0,0
4,6	1,4	0,1	0,8	0	82	0,0
8,8	2,7	0,3	1,2	0	80	0,0
6,0	2,0	0,2	0,9	0	60	0,0
6,0	2,6	0,4	1,1	0	80	0,0
5,6	7,1	2,5	2,8	0	94	0,0
5,4	8,0	3,1	3,2	0	100	0,0
5,4	7,0	2,6	2,7	0	100	0,0
3,8	3,9	0,9	1,9	0	85	0,0
3,4	3,5	0,8	1,5	0	50	0,0
9,2	3,8	1,1	1,7	0	60	0,0
9,4	2,8	0,9	1,5	0	30	0,0
1,0	0,1	0,0	0,0	0	0	0,0
5,0	1,2	0,3	0,4	0	30	0,0
2,2	2,2	0,5	0,8	0	90	0,0
1,4	0,6	0,2	0,2	0	60	0,0
0,2	0,2	0,1	0,1	0	40	0,4
0,2	0,3	0,1	0,1	0	30	0,4
1,3	0,8	0,2	0,2	0	70	0,4
1,4	0,7	0,2	0,2	0	85	0,0
0,2	0,0	0,0	0,0	0	0	0,2
3,0	2,0	0,6	0,7	0	90	0,0

100 g verzehrsfertiger Lebensmittel enthalten:	Energie	Protein	KH	übliche Portion
	kcal	g	g	g
Roggen, Vollkorn	293	8,8	60,7	1 EL 20
Mehl, Type 1150	316	8,3	67,8	1 EL 20
Schrot, Type >1700	290	10,0	59,0	1 EL 20
Sago	336	0,6	83,1	1 EL 20
Weizen, Vollkorn	309	11,7	61,0	1 EL 20
Feinmehl, Type 405	332	9,8	70,9	1 EL 20
Feinmehl, Type 550	332	9,8	70,7	1 EL 20
Mehl, Type 1700	302	11,2	59,7	1 EL 20
Stärke	347	0,4	85,8	1 EL 20
Grieß	321	9,6	68,9	1 EL 20
Flocken	306	11,5	61,0	1 EL 10
Keime	312	26,6	30,6	1 EL 10
Kleie	172	14,9	17,4	1 EL 5
Brot und Brötchen				
Baguette/-brötchen	248	7,8	51,0	125
Brötchen (Semmeln)	272	8,3	55,5	45
Sesam-/Mohnbrötchen	264	8,3	49,0	45
Kleiebrötchen	244	8,2	49,1	45
Rosinenbrötchen	250	7,3	52,4	45
Roggenbrötchen	220	6,4	46,3	45
Vollkornbrötchen	220	8,1	43,5	45
mit Zwiebeln	214	7,9	42,2	45
mit Schinken	256	8,6	37,4	45
mit Sonnenblumenkernen	237	8,8	42,1	45
Croissant, Blätterteig	393	5,7	34,4	45
mit Schokolade	411	5,3	38,0	60

Ballast-stoffe	Fette gesamt	Fette EUFS	Fette MUFS	Chole-sterin	Harn-säure	Koch-salz
g	g	g	g	mg	mg	g
13,2	1,7	0,4	0,8	0	70	0,0
8,0	1,3	0,3	0,7	0	60	0,0
13,6	1,5	0,4	0,8	0	65	0,0
0,1	0,1	0,0	Sp	0	80	0,0
10,3	2,0	0,3	1,2	0	90	0,0
4,0	1,0	0,1	0,5	0	40	0,0
4,1	1,1	0,1	0,6	0	40	0,0
9,8	2,1	0,3	1,1	0	80	0,0
1,2	0,1	0,0	0,0	0	0	0,0
7,1	0,8	0,1	0,4	0	80	0,0
10,0	1,8	0,3	0,8	0	90	0,0
17,7	9,2	1,5	5,0	0	840	0,0
45,4	4,7	0,7	2,4	0	140	0,0
3,0	1,4	0,3	0,5	0	55	1,3
3,0	1,9	0,5	0,7	0	55	1,4
3,3	3,8	1,2	1,5	0	60	1,3
5,5	1,6	0,3	0,6	0	60	1,2
3,2	1,3	0,3	0,5	0	60	1,2
5,8	1,0	0,1	0,5	0	58	1,1
6,5	1,5	0,2	0,7	0	67	1,3
6,4	1,5	0,2	0,7	0	65	1,3
5,0	8,0	2,5	1,4	10	70	1,7
6,5	3,7	0,7	2,0	0	71	1,2
1,2	25,8	7,7	3,9	80	55	0,8
1,2	26,4	9,2	3,6	80	55	0,7

100 g verzehrsfertiger Lebensmittel enthalten:	Energie	Protein	KH	übliche Portion
	kcal	g	g	g
Knäckebrot, Roggen	313	9,4	65,8	12
mit Sesam	332	10,1	61,5	15
aus Weizen	326	11,3	67,7	12
leicht	340	11,2	70,7	6
ballaststoffreich	291	11,8	55,8	10
Laugenbrezel/-brötchen	246	7,1	50,3	50
Paniermehl	353	10,1	73,5	1 EL 15
Pita	235	7,4	48,5	50
Pumpernickel	181	6,8	36,5	40
Roggenbrot (Graubrot)	217	6,2	45,7	45
Roggenfladenbrot	207	6,0	43,8	50
Roggenmischbrot	210	6,4	43,7	45
Roggenschrotbrot	209	6,6	43,0	50
Roggenvollkornbrot	193	6,8	38,8	50
Sechskornbrot	216	7,6	42,8	45
Toastbrot (Weißbrot)	258	6,9	47,7	25
Roggentoast	257	6,5	48,0	25
Vollkorntoast	238	8,2	45,0	30
Vollkornbrot m. Sonnenbl.	201	7,1	36,4	45
Weißbrot mit Rosinen	253	7,4	54,3	40
Weizenbrot (Weißbrot)	236	7,6	48,8	45
Weizenmischbrot	226	6,2	47,7	40
Weizenschrotbrot	219	6,7	45,7	45
Weizenvollkornbrot	202	7,1	41,4	45

Ballast-stoffe	Fette gesamt	EUFS	MUFS	Chole-sterin	Harn-säure	Koch-salz
g	g	g	g	mg	mg	g
14,0	1,4	0,2	0,9	0	90	1,2
14,0	5,1	1,6	2,5	0	90	1,1
10,5	1,1	0,2	0,6	0	80	1,1
6,2	1,4	0,2	0,6	0	75	1,9
19,3	2,3	0,3	1,3	0	85	2,3
1,9	1,8	0,4	0,5	0	55	4,4
5,3	2,1	0,3	0,7	0	60	1,0
2,8	1,3	0,3	0,5	0	55	1,3
9,3	0,9	0,2	0,4	0	57	0,9
6,5	1,0	0,3	0,4	0	55	1,3
5,5	0,9	0,1	0,4	0	55	1,1
6,1	1,1	0,2	0,4	0	45	1,4
7,0	1,2	0,2	0,6	0	50	1,3
8,1	1,2	0,2	0,7	0	55	1,3
9,0	1,6	0,3	0,8	0	60	1,3
3,7	4,4	0,7	2,3	2	60	1,4
3,8	4,3	0,5	2,3	2	70	1,4
7,1	2,8	0,2	2,0	0	90	1,9
8,4	3,0	0,6	1,7	0	60	1,3
3,0	0,7	0,1	0,3	4	57	1,1
3,2	1,2	0,4	0,5	0	53	1,4
4,6	1,1	0,1	0,6	0	50	1,4
5,3	1,0	0,2	0,6	0	55	1,1
7,5	0,9	0,1	0,5	0	65	1,0

100 g verzehrsfertiger Lebensmittel enthalten:

	Energie	Protein	KH	übliche Portion
	kcal	g	g	g
Dauerbackwaren				
Butterkeks	428	7,6	74,7	5
Doppelkeks	468	8,3	66,0	25
Erdnußflips/-locken	533	9,8	45,9	25
Kartoffelchips	539	5,5	40,6	25
Kartoffelsticks	518	6,5	46,0	25
Käsegebäck, Blätterteig	416	6,6	25,5	50
Kekse, gemischt	458	6,5	72,0	5
Kekse mit Schokolade	489	5,7	67,0	5
Kokosmakronen	300	3,8	39,7	25
Kräcker	442	11,0	68,0	5
Lebkuchen	352	5,4	63,0	40
Löffelbiskuit	407	8,5	82,0	5
Mürbeteiggebäck	501	6,0	63,0	5
Pfeffernüsse	390	7,2	78,7	24
Printen	464	8,0	60,2	20
Salzgebäck	348	7,7	41,6	2
Salzstangen	336	9,0	74,0	2
Spekulatius	420	6,9	55,9	10
Spritzgebäck	493	5,6	53,1	8
Vanillekipferl	483	6,5	49,4	5
Vollkornkeks	411	10,8	43,9	10
mit Nüssen	449	12,1	38,3	10
mit Schokolade	473	8,2	58,3	10
Waffelkeks	522	4,5	63,0	10
Zwieback	368	9,2	73,1	10

Ballast-stoffe g	gesamt g	Fette EUFS g	MUFS g	Chole-sterin mg	Harn-säure mg	Koch-salz g
3,0	11,0	3,0	1,0	80	25	1,0
2,0	19,0	6,0	1,2	60	20	0,6
4,8	34,5	16,8	10,0	0	30	1,9
7,0	**39,4**	0,9	20,1	0	70	1,1
7,0	31,5	0,8	18,4	0	70	1,8
0,7	**32,0**	8,6	1,2	85	18	0,3
2,0	16,0	4,4	2,0	40	20	1,0
1,0	22,0	1,5	1,1	20	15	0,4
3,8	13,9	0,8	0,2	0	0	0,1
3,0	14,0	0,9	1,4	0	40	1,3
2,6	8,7	3,2	2,2	36	30	0,3
0,5	5,0	2,0	0,8	250	15	0,1
2,0	25,0	5,6	1,2	75	23	0,6
3,0	5,2	2,9	1,0	46	24	0,1
5,4	21,2	12,9	1,8	14	25	0,4
1,6	16,8	5,6	4,1	68	100	4,5
1,2	0,5	0,0	0,3	0	100	4,5
1,5	18,7	6,0	1,2	96	23	0,2
1,5	28,7	8,7	1,5	74	22	0,0
1,5	28,8	9,6	1,9	192	18	0,1
8,1	21,4	5,7	9,1	0	55	0,7
9,1	27,5	9,2	10,2	0	55	1,4
5,8	23,0	5,5	9,5	0	50	0,6
1,4	28,0	8,2	1,0	180	15	0,2
3,5	4,3	1,0	2,0	60	60	0,6

100 g verzehrsfertiger Lebensmittel enthalten:	Energie	Protein	KH	übliche Portion
	kcal	g	g	g
Kuchen und Gebäck				
Apfelkuchen, Hefeteig	132	2,8	22,8	100
Rührteig	206	3,3	27,6	100
Mürbeteig, gedeckt	203	2,7	31,2	100
Apfelstrudel	203	2,5	28,0	150
Berliner (Krapfen)	317	8,7	44,1	60
Bienenstich, gefüllt	306	4,7	34,3	75
ungefüllt	280	5,1	33,5	75
Biskuitrolle m. Marmelade	269	4,5	57,5	60
mit Erdbeersahne	208	3,2	23,4	60
Blätterteig (TK)	436	4,4	35,8	300
Donauwellen	294	3,8	32,6	100
Erdbeer-Sahnetorte	193	2,6	22,6	100
Gugelhupf (Napfkuchen)	364	6,6	43,9	75
Hefestückchen	278	7,3	46,7	75
Hefeteigschnecke	324	6,8	54,2	65
Hefezopf	300	7,6	47,2	70
Käsekuchen	277	6,4	25,7	100
Käsesahnetorte	248	7,9	28,2	120
Marmorkuchen	388	6,0	43,5	70
Nußkuchen	432	5,4	27,5	60
Nußsahnetorte	314	4,3	27,4	100
Obstboden, Biskuit	322	9,6	55,0	30
mit Steinobst	191	2,4	40,1	120
Obstboden, Mürbeteig	432	6,2	54,6	50
mit Beerenobst	258	2,8	38,2	130

Ballast-stoffe g	gesamt g	Fette EUFS g	MUFS g	Chole-sterin mg	Harn-säure mg	Koch-salz g
2,2	3,3	0,9	0,3	22	25	0,0
1,2	9,2	2,6	0,6	89	15	0,2
1,9	7,5	2,5	1,9	22	19	0,2
2,1	**9,0**	1,9	1,1	18	22	0,2
1,3	11,8	3,3	0,8	126	32	0,6
0,8	**18,7**	6,4	3,3	69	15	0,6
0,9	**14,0**	4,6	0,9	59	20	0,1
1,1	2,3	0,9	0,4	108	8	0,2
0,8	11,3	3,2	0,6	110	11	0,1
1,5	**30,6**	4,2	16,5	0	23	0,9
1,0	**16,5**	4,6	0,7	94	12	0,2
0,8	**10,2**	2,8	0,5	68	10	0,1
1,9	18,0	6,1	3,4	83	50	0,2
1,6	6,9	1,9	0,5	48	25	0,2
2,5	8,9	2,9	1,3	41	50	0,1
2,0	9,0	2,6	0,6	106	40	0,1
0,4	**16,5**	4,6	0,7	**100**	12	0,3
0,1	**11,5**	3,4	0,6	**156**	6	0,1
0,9	**21,1**	6,0	1,0	**166**	13	0,3
0,8	**33,4**	14,2	6,8	154	18	0,9
0,6	**20,8**	7,5	1,1	**116**	9	0,2
0,6	7,1	2,4	0,9	**250**	3	0,2
4,6	2,3	0,7	0,6	**120**	3	0,2
1,0	**21,0**	6,0	1,0	112	20	0,0
3,7	**10,5**	2,8	0,6	50	16	0,1

100 g verzehrsfertiger Lebensmittel enthalten:	Energie	Protein	KH	übliche Portion
	kcal	g	g	g
Plunderstückchen	395	5,8	41,2	90
Rhabarberkuchen	190	2,4	22,4	100
Sandkuchen	382	3,3	48,4	70
Schokoladenkuchen	333	6,3	43,0	70
Schoko-Sahnetorte	303	4,5	26,3	120
Schwarzwälder Kirsch	251	3,1	28,8	140
Schweinsohren	451	3,5	43,1	40
Stollen	393	5,3	47,1	100
Streuselkuchen	372	6,3	54,1	70
Torteletts	212	3,5	35,3	100
Waffeln	400	4,3	29,9	100
Zitronenkuchen	400	6,5	44,0	70
Zucker-Butter-Kuchen	364	5,5	46,8	70
Zwetschgenkuchen	167	4,2	29,0	100
Frühstückscerealien				
Cornflakes	353	7,2	79,7	30
mit Kleie	317	11,0	64,0	30
Frosties	378	5,5	88,0	30
Getreideflocken	318	10,1	61,4	1 EL 10
Mehrkornflocken mit Honig	306	10,1	62,2	1 EL 10
Haferflakes	382	10,2	72,0	1 EL 25
Honigpops/Smacks	386	8,0	84,0	1 EL 25
Müsli mit Trockenobst	375	12,3	55,2	50
ohne Zuckerzusatz	331	9,3	61,2	50
Vollkornmüsli	404	12,4	50,2	50

Ballast-stoffe g	gesamt g	Fette EUFS g	MUFS g	Chole-sterin mg	Harn-säure mg	Koch-salz g
1,6	**23,0**	4,6	1,4	55	24	0,1
1,8	10,1	2,7	0,4	42	7	1,1
0,4	**19,5**	6,9	4,7	118	12	0,4
1,7	**15,1**	5,2	3,4	62	19	0,5
0,7	**20,0**	5,7	0,8	**104**	12	0,2
0,6	**13,7**	3,9	0,6	**93**	11	0,1
1,2	**29,4**	4,9	12,5	16	22	0,7
2,6	**20,4**	6,9	1,0	54	42	0,0
1,2	**14,5**	3,9	0,7	41	27	0,0
1,7	6,3	1,6	2,6	1	20	0,3
0,5	**29,2**	8,2	1,2	**206**	7	0,3
0,9	**22,0**	6,0	2,0	**150**	20	0,4
1,0	**17,2**	5,8	2,3	44	28	0,1
1,6	3,8	1,0	0,3	25	25	0,1
4,0	0,6	0,2	0,2	0	80	2,3
16,0	1,9	0,2	1,0	0	90	2,5
1,9	0,5	0,1	0,2	0	50	2,0
8,2	3,6	1,0	1,4	0	85	0,0
10,3	1,9	0,2	1,0	0	80	0,0
7,0	5,9	2,0	2,2	0	100	1,0
3,0	2,0	0,5	0,9	0	50	0,1
6,6	11,7	3,8	4,2	0	95	0,0
8,0	5,4	1,3	2,2	3	105	0,0
6,5	17,1	6,2	6,8	0	100	0,0

100 g verzehrsfertiger Lebensmittel enthalten:	Energie	Protein	KH	übliche Portion
	kcal	g	g	g
Teigwaren				
Eierteigwaren, roh	354	12,3	69,9	125
gekocht	142	4,9	28,0	250
mit hoh. Eigehalt, roh	349	11,2	67,8	125
mit hoh. Eigehalt, gek.	140	4,5	27,1	250
Vollkornteigwaren mit Ei	322	12,6	59,9	125
gekocht	129	5,0	23,9	250
Teigwaren ohne Ei, roh	352	12,0	72,0	125
ohne Ei, gekocht	156	5,3	32,0	250
Gemüse und -produkte				
Artischocke	22	2,4	2,6	100
-böden, Konserve	18	2,9	2,7	100
Aubergine	17	1,2	2,7	200
Bleichsellerie	15	1,2	2,2	100
Blumenkohl	22	2,5	2,3	200
Bohnen, dick	78	6,0	12,5	200
Bohnen, grün	33	2,4	5,1	200
Konserve	21	1,2	3,8	200
Broccoli	26	3,3	2,5	200
Chicoree	17	1,3	2,3	200
Chinakohl	13	1,2	1,3	200
Eichblattsalat	11	1,3	1,1	50
Eisbergsalat	13	0,7	1,9	50
Endiviensalat	10	1,8	0,3	50
Erbsen, grün	81	6,6	12,3	200
Konserve	52	3,6	8,0	200

Ballast-stoffe g	Fette gesamt g	Fette EUFS g	MUFS g	Chole-sterin mg	Harn-säure mg	Koch-salz g
3,4	2,8	0,9	0,9	**95**	60	0,0
1,4	1,1	0,3	0,4	**38**	20	0,4
3,2	3,7	1,0	1,7	**150**	60	0,0
1,4	1,5	0,4	0,5	**60**	20	0,4
8,8	3,6	0,9	1,4	68	80	0,2
3,5	1,5	0,4	0,6	27	35	0,3
3,4	1,8	0,5	0,8	0	60	0,0
1,5	0,8	0,2	0,4	0	25	0,2
10,8	0,1	0,0	0,1	0	50	0,1
8,2	0,2	0,1	0,1	0	40	0,7
1,4	0,2	0,0	0,1	0	20	0,0
2,6	0,2	0,0	0,1	0	70	0,3
2,9	0,3	0,0	0,1	0	45	0,0
2,2	0,5	0,0	0,3	0	42	0,1
1,9	0,2	0,0	0,1	0	40	0,0
1,8	0,1	0,0	0,1	0	30	**0,6**
3,0	0,2	0,0	0,1	0	50	0,0
1,3	0,2	0,0	0,1	0	15	0,0
1,7	0,3	0,0	0,1	0	25	0,0
1,5	0,2	0,0	0,1	0	10	0,0
0,6	0,3	0,0	0,2	0	11	0,0
1,5	0,2	0,0	0,1	0	11	0,1
4,3	0,5	0,0	0,3	0	**150**	0,0
2,7	0,4	0,0	0,2	0	**135**	**0,6**

100 g verzehrsfertiger Lebensmittel enthalten:	Energie	Protein	KH	übliche Portion
	kcal	g	g	g
Feldsalat	14	1,8	0,7	50
Fenchel	24	2,4	2,8	100
Frühlingszwiebel	24	2,0	3,0	100
Grünkohl	37	4,3	3,0	200
Gurke	12	0,6	1,8	200
Salzgurken	24	1,0	3,8	50
Cornichons	15	0,9	2,6	5
Knoblauch	121	6,1	24,0	50
Knollensellerie	18	1,6	2,3	200
Sauerkonserve	11	0,9	1,6	200
Kohlrabi	24	1,9	3,7	200
Kopfsalat	11	1,3	1,1	50
Kürbis	24	1,1	4,6	200
Mangold	14	2,1	0,7	200
Möhre	25	1,0	4,8	200
Konserve	20	0,6	3,6	200
Sauerkonserve	13	0,5	2,6	200
Paprika, grün	20	1,2	2,9	200
rot	33	1,0	6,4	200
Tomaten-Paprika, Kons.	15	0,6	3,0	200
Pastinake	22	1,3	2,9	100
Pfefferschote/Peperoni	20	2,9	0,7	100
Porree/Lauch	24	2,2	3,2	200
Radicchio	13	1,2	1,5	50
Radieschen	14	1,0	2,2	Bund 80
Rettich	13	1,0	1,9	200

Ballast-stoffe	gesamt	Fette EUFS	MUFS	Chole-sterin	Harn-säure	Koch-salz
g	g	g	g	mg	mg	g
1,5	0,4	0,0	0,2	0	24	0,0
3,3	0,3	0,0	0,2	0	16	0,2
1,5	0,5	0,1	0,2	0	15	0,0
4,2	0,9	0,0	0,5	0	30	0,1
0,5	0,1	0,0	Sp	0	8	0,0
0,5	0,2	0,0	0,1	0	4	**2,4**
1,2	0,1	0,0	0,0	0	4	**1,8**
4,1	0,1	0,0	0,1	0	15	0,1
4,2	0,3	0,0	0,2	0	30	0,2
2,1	0,1	0,0	0,1	0	15	0,6
1,4	0,1	0,0	0,1	0	30	0,1
1,5	0,2	0,0	0,1	0	10	0,0
0,8	0,1	0,0	0,0	0	7	0,0
2,9	0,3	0,0	0,2	0	**60**	0,2
3,6	0,2	0,0	0,1	0	15	0,2
2,5	0,3	0,0	0,1	0	10	**0,6**
1,7	0,1	0,0	0,1	0	7	**0,5**
3,6	0,3	0,0	0,2	0	55	0,0
3,6	0,4	0,0	0,2	0	55	0,0
1,0	0,1	0,0	0,1	0	50	**0,8**
4,5	0,4	0,1	0,1	0	30	0,0
1,9	0,6	0,0	0,3	0	10	0,0
2,3	0,3	0,0	0,2	0	40	0,0
1,5	0,2	0,0	0,1	0	10	0,0
1,5	0,1	0,0	0,1	0	10	0,0
1,2	0,2	0,0	0,1	0	10	0,0

100 g verzehrsfertiger Lebensmittel enthalten:	**Energie**	**Protein**	**KH**	**übliche Portion**
	kcal	g	g	g
Rhabarber	14	0,6	2,7	125
Rosenkohl	36	4,5	3,8	200
Rote Rübe (Rote Beete)	41	1,5	8,6	200
Konserve	24	1,1	4,6	200
Rotkohl	22	1,5	3,5	200
Konserve	14	1,1	2,2	200
Sauerkraut, abgetropft	18	1,5	2,4	150
Konserve	10	0,9	1,1	150
Schnittsalat	19	1,3	2,8	50
Schwarzwurzel	16	1,4	1,6	200
Spargel	18	1,9	2,2	200
Konserve	14	1,9	1,2	200
Spinat	15	2,5	0,6	200
Steckrübe	35	1,2	7,1	200
Suppengrün	26	2,4	3,3	150
Tomate	17	1,0	2,6	50
Konserve	19	1,2	2,7	150
Weiße Rübe	24	1,0	4,6	200
Weißkohl	25	1,4	4,1	200
Wirsingkohl	25	3,0	2,4	200
Zucchini	18	1,6	2,0	200
Zuckererbsenschoten	63	3,4	12,0	100
Zuckermais	87	3,3	15,8	200
Konserve	69	2,5	11,6	150
Zwiebel	28	1,3	4,9	50
getrocknet	197	10,5	35,3	5

Ballast-stoffe g	gesamt g	Fette EUFS g	MUFS g	Chole-sterin mg	Harn-säure mg	Koch-salz g
3,2	0,1	0,0	0,1	0	5	0,0
4,4	0,3	0,0	0,2	0	**60**	0,0
2,5	0,1	0,0	0,1	0	20	0,2
2,3	0,1	0,0	0,0	0	15	**1,1**
2,5	0,2	0,0	0,1	0	40	0,0
1,6	0,1	0,0	0,1	0	32	**1,0**
2,1	0,3	0,0	0,2	0	20	**0,9**
1,4	0,2	0,0	0,1	0	10	**1,3**
1,5	0,3	0,0	0,2	0	10	0,0
17,0	0,4	0,0	0,2	0	**70**	0,0
1,5	0,2	0,0	0,1	0	25	0,0
1,3	0,2	0,0	0,1	0	25	**0,9**
1,8	0,3	0,0	0,2	0	**55**	0,2
1,6	0,2	0,1	0,1	0	20	0,0
3,9	0,3	0,0	0,2	0	25	0,1
1,0	0,2	0,0	0,1	0	10	0,0
0,9	0,2	0,0	0,1	0	9	0,0
3,5	0,2	0,0	0,1	0	20	0,2
2,9	0,2	0,0	0,1	0	20	0,0
2,5	0,4	0,0	0,2	0	40	0,0
1,1	0,4	0,0	0,2	0	20	0,0
2,5	0,2	0,0	0,1	0	**150**	0,0
3,7	1,2	0,0	0,6	0	40	0,0
2,0	1,4	0,0	0,5	0	40	**1,0**
1,8	0,3	0,0	0,1	0	15	0,0
36,0	0,9	0,0	0,3	0	160	0,3

100 g verzehrsfertiger Lebensmittel enthalten:	Energie	Protein	KH	übliche Portion
	kcal	g	g	g
Kräuter				
Basilikum	46	2,4	7,5	5
Kresse	33	4,2	2,4	25
Petersilienblatt	50	4,4	7,4	1 TL 2
Schnittlauch	27	3,6	1,6	1 TL 2
Wurzelpetersilie	40	2,9	6,0	5
Hülsenfrüchte				
Bohnen, weiß, reif	260	21,3	40,1	60
Konserve	105	8,6	16,2	150
Erbsen, reif	272	22,9	41,2	60
Kichererbsen, reif	275	19,8	41,2	60
Kidneybohnen, reif	277	22,1	44,1	60
Konserve	104	6,9	17,8	150
Linsen, reif	314	23,5	52,0	60
Konserve	104	7,6	17,5	150
Mungobohnen, reif	269	23,1	41,5	50
Sojabohnen, reif	323	33,7	6,3	50
Sojamehl, Vollfett	347	37,3	3,1	50
Tofu	83	8,1	1,9	100
Sprossen				
Alfalfasprossen	24	4,0	0,4	100
Bambussprossen	17	2,5	1,0	100
Konserve	11	1,5	0,7	150
Bohnensprossen	31	2,9	4,0	100
Sojasprossen	50	5,5	4,7	100
Konserve	27	3,2	2,0	150

Ballast-stoffe g	Fette gesamt g	Fette EUFS g	Fette MUFS g	Chole-sterin mg	Harn-säure mg	Koch-salz g
3,1	0,7	0,0	0,4	0	15	0,0
3,5	0,7	0,0	0,4	0	30	0,0
4,3	0,4	0,0	0,3	0	40	0,1
6,3	0,7	0,0	0,4	0	30	0,0
4,0	0,5	0,0	0,3	0	30	0,0
17,0	1,6	0,1	0,9	0	130	0,0
6,8	0,6	0,1	0,3	0	45	**0,6**
16,6	1,4	0,1	0,8	0	95	0,1
21,4	3,4	0,7	1,7	0	110	0,1
15,7	1,4	0,0	0,8	0	145	0,0
6,2	0,6	0,0	0,3	0	40	**1,0**
10,6	1,4	0,2	0,7	0	125	0,0
3,5	0,4	0,0	0,2	0	50	**0,6**
15,0	1,2	0,2	0,6	0	**222**	0,1
22,0	18,1	4,0	10,7	0	190	0,0
18,5	**20,6**	3,3	12,1	0	190	0,0
0,3	4,8	0,8	2,0	0	68	0,0
1,7	0,7	0,1	0,3	0	15	0,0
1,7	0,3	0,0	0,2	0	30	0,0
1,0	0,2	0,0	0,1	0	25	**0,6**
1,5	0,5	0,1	0,2	0	12	0,0
2,6	1,0	0,0	0,7	0	80	0,1
1,6	0,7	0,0	0,5	0	40	**0,6**

100 g verzehrsfertiger Lebensmittel enthalten:	Energie	Protein	KH	übliche Portion
	kcal	g	g	g
Pilze				
Austernpilz	11	2,3	0,0	200
Champignon	16	2,7	0,6	200
Konserve	16	2,3	0,5	150
Morchel	10	1,7	0,0	100
Pfifferling	11	1,5	0,2	200
getrocknet	93	16,5	1,8	25
Steinpilz	20	3,6	0,5	200
getrocknet	124	19,7	4,1	25
Kartoffeln und -produkte				
Kartoffel, roh	70	2,0	14,8	200
Pellkartoffeln, gek.	70	2,0	14,8	200
Salzkartoffeln	70	1,8	15,4	200
Bratkartoffeln, zub.	159	2,5	19,2	200
Kartoffelbrei, zub.	74	2,0	12,2	200
Kartoffelpüree, zub.	66	1,8	11,8	200
Kartoffelklöße, gek. Kart.	100	3,5	18,9	200
halb/halb	99	1,8	21,3	200
Kartoffelkroketten, zub.	265	2,4	23,4	150
Kartoffelpuffer	309	5,1	25,4	150
aus Trockenprodukt	205	2,2	22,7	150
Kartoffelstärke, Mehl	336	0,6	83,1	1 EL 20
Pommes frites, zub.	273	4,2	32,5	150
Ofen-Pommes frites, zub.	254	4,1	37,5	150
Rösti, zub.	181	2,3	22,7	200

Ballast-stoffe g	gesamt g	Fette EUFS g	MUFS g	Chole-sterin mg	Harn-säure mg	Koch-salz g
5,9	0,1	0,0	0,1	0	50	0,0
2,0	0,3	0,0	0,1	0	46	0,0
2,0	0,5	0,0	0,2	0	20	**0,8**
7,0	0,3	0,0	0,1	0	30	0,0
4,6	0,5	0,0	0,3	0	18	0,0
60,5	2,2	0,0	1,4	0	135	0,1
6,0	0,4	0,0	0,2	0	**93**	0,0
55,3	3,2	0,0	2,0	0	**490**	0,0
2,1	0,1	0,0	0,1	0	16	0,0
1,7	0,1	0,0	0,1	0	16	0,3
1,2	0,1	0,0	0,0	0	16	0,3
2,2	**8,0**	0,1	3,9	1	15	**0,6**
1,4	1,9	0,1	0,1	8	13	0,4
1,4	1,3	0,1	0,1	6	11	**0,6**
1,2	1,1	0,0	0,3	**48**	17	0,7
1,1	0,7	0,0	0,2	0	30	**0,7**
1,3	**18,0**	2,0	3,0	**56**	20	1,0
2,6	**20,8**	1,0	6,0	45	17	**0,7**
1,8	**11,7**	2,0	3,0	20	20	**1,1**
0,1	0,1	0,0	0,1	0	4	0,0
3,5	**14,5**	5,0	2,1	0	15	**0,8**
2,5	**9,7**	3,0	1,0	0	15	**0,8**
2,9	**9,0**	1,0	2,0	10	20	**1,6**

100 g verzehrsfertiger Lebensmittel enthalten:	Energie	Protein	KH	übliche Portion
	kcal	g	g	g
Obst und -produkte				
Acerola	16	0,2	2,7	125
Ananas	55	0,5	12,4	125
Konserve	84	0,4	20,2	125
Apfel	54	0,3	11,4	125
Apfelmus, ungezuckert	41	0,2	9,4	125
gezuckert	78	0,2	19,2	125
Apfelsine	42	1,0	8,3	125
Aprikose	43	0,9	8,5	50
Konserve	74	0,5	16,9	125
Avocado	221	1,9	0,4	200
Backobst	246	2,9	56,6	25
Banane	88	1,2	20,0	125
getrocknet	384	3,9	82,0	25
Baumstachelbeere	24	1,2	3,5	100
Birne	55	0,5	12,4	125
Kompott	56	0,3	13,3	125
Konserve	70	0,3	17,0	125
Brombeere	44	1,2	6,2	125
Dattel, getrocknet	276	1,9	65,0	8
Erdbeere	32	0,8	5,5	125
Konserve	76	0,6	18,1	125
Feige	61	1,3	12,9	50
getrocknet	250	3,5	55,0	30
Granatapfel	74	0,7	16,1	125
Grapefruit	38	0,6	7,4	200

Ballast-stoffe g	Fette gesamt g	Fette EUFS g	Fette MUFS g	Cholesterin mg	Harnsäure mg	Kochsalz g
1,6	0,2	0,0	0,1	0	15	0,0
1,0	0,2	0,0	0,1	0	19	0,0
0,9	0,2	0,0	0,1	0	18	0,0
2,0	0,6	0,0	0,2	0	14	0,0
2,1	0,3	0,0	0,2	0	12	0,0
1,5	0,1	0,0	0,1	0	10	0,0
1,6	0,2	0,0	0,1	0	20	0,0
1,5	0,1	0,0	0,0	0	20	0,0
1,2	0,1	0,0	0,0	0	18	0,0
6,3	**23,5**	15,6	2,0	0	19	0,0
9,0	0,9	0,1	0,5	0	18	0,0
1,8	0,2	0,0	0,1	0	57	0,0
7,0	1,8	0,2	0,3	0	75	0,0
0,9	0,5	0,1	0,2	0	15	0,0
3,3	0,3	0,0	0,1	0	12	0,0
1,3	0,2	0,0	0,1	0	10	0,0
1,4	0,1	0,0	0,1	0	10	0,0
3,2	1,0	0,0	0,7	0	15	0,0
8,7	0,5	0,0	0,2	0	34	0,1
1,6	0,4	0,1	0,2	0	21	0,0
1,0	0,2	0,0	0,1	0	15	0,0
2,0	0,5	0,0	0,2	0	15	0,0
12,9	1,3	0,0	0,8	0	65	0,1
2,2	0,6	0,1	0,2	0	15	0,0
1,6	0,1	0,0	0,0	0	15	0,0

100 g verzehrsfertiger Lebensmittel enthalten:	Energie	Protein	KH	übliche Portion
	kcal	g	g	g
Guave	34	0,9	5,8	125
Heidelbeere	36	0,6	6,1	125
Konserve	82	0,9	18,3	125
Himbeere	34	1,3	4,8	125
Johannisbeere, rot	33	1,1	4,8	125
schwarz	39	1,3	6,1	125
Kaki	70	0,6	16,0	150
Kaktusfeige/Opuntie	36	1,0	7,1	100
Kapstachelbeere/Physalis	72	2,3	13,3	150
Kirsche, sauer	53	0,9	9,9	125
Konserve	83	0,7	19,5	125
Süßkirsche	62	0,9	13,2	125
Konserve	87	0,5	20,8	125
Kiwi	51	1,0	9,1	80
Konserve	85	0,6	19,7	125
Limone	31	0,5	1,9	75
Litchi	74	0,9	16,8	10
Mandarine	46	0,7	10,1	50
Konserve	60	0,5	14,4	125
Mango	57	0,6	12,5	200
Mirabelle	63	0,7	14,0	125
Kompott	82	0,5	19,9	125
Nektarine	42	1,4	9,0	125
Obstcocktail, Konserve	62	0,4	14,8	125
Olive, grün, mariniert	138	1,4	1,8	25
schwarz, mariniert	135	1,1	1,5	25

Ballast-stoffe	Fette gesamt	Fette EUFS	Fette MUFS	Cholesterin	Harnsäure	Kochsalz
g	g	g	g	mg	mg	g
5,2	0,5	0,0	0,2	0	15	0,0
4,9	0,6	0,1	0,3	0	20	0,0
3,0	0,6	0,1	0,2	0	14	0,0
4,7	0,3	0,0	0,2	0	18	0,0
3,5	0,2	0,0	0,1	0	17	0,0
6,8	0,2	0,0	0,1	0	18	0,0
2,5	0,3	0,0	0,1	0	15	0,0
5,0	0,4	0,1	0,1	0	15	0,0
2,0	1,1	0,3	0,4	0	15	0,0
1,0	0,5	0,0	0,1	0	17	0,0
0,6	0,2	0,0	0,1	0	15	0,0
1,3	0,3	0,0	0,1	0	17	0,0
1,0	0,2	0,0	0,1	0	15	0,0
2,1	0,6	0,0	0,2	0	19	0,0
3,0	0,4	0,0	0,1	0	18	0,0
0,5	2,4	0,3	1,2	0	20	0,0
1,6	0,3	0,0	0,1	0	15	0,0
1,7	0,3	0,0	0,1	0	20	0,0
0,3	0,1	0,0	0,0	0	18	0,0
1,7	0,5	0,0	0,1	0	15	0,0
2,4	0,2	0,0	0,1	0	20	0,0
1,6	0,1	0,0	0,1	0	18	0,0
2,2	0,1	0,0	0,0	0	18	0,0
1,0	0,1	0,0	0,0	0	12	0,0
2,4	13,9	10,0	1,3	0	25	**5,3**
1,4	13,8	10,0	1,3	0	30	**5,1**

100 g verzehrsfertiger Lebensmittel enthalten:	Energie	Protein	KH	übliche Portion
	kcal	g	g	g
Papaya	12	0,5	2,4	200
Passionsfrucht	63	2,4	9,5	40
Pfirsich	41	0,8	8,9	125
Konserve	68	0,4	16,5	125
Pflaume	48	0,6	10,2	125
getrocknet	222	2,3	47,4	25
Konserve	75	0,5	18,1	125
Pflaumenkompott	74	0,5	17,8	125
Preiselbeere	35	0,3	6,2	125
Konserve	182	0,5	44,4	125
Reneklode	56	0,8	12,3	125
Rosinen	277	2,5	63,9	25
Stachelbeere	37	0,8	7,1	125
Konserve	81	0,5	19,5	125
Wassermelone	37	0,6	8,3	150
Weintrauben, rot	74	0,7	17,0	125
weiß	67	0,7	16,1	125
Zitrone	35	0,7	3,2	80
Zucker-/Honigmelone	54	0,9	12,4	150
Nüsse und Samen				
Cashewnuß	572	17,5	30,5	50
gesalzen/geröstet	615	20,5	18,8	50
Eßkastanie (Marone)	192	2,5	41,2	125
Erdnuß mit Schale	389	17,7	8,6	100
ohne Schale	567	25,3	8,3	50
geröstet/gesalzen	585	25,6	9,4	50

Ballast-stoffe	gesamt	Fette EUFS	MUFS	Chole-sterin	Harn-säure	Koch-salz
g	g	g	g	mg	mg	g
1,9	0,1	0,0	0,0	0	15	0,0
1,5	0,4	0,0	0,2	0	15	0,1
1,9	0,1	0,0	0,0	0	18	0,0
1,1	0,1	0,0	0,0	0	16	0,0
1,6	0,2	0,0	0,1	0	20	0,0
9,0	0,6	0,0	0,4	0	64	0,0
1,4	0,1	0,0	0,1	0	18	0,0
1,3	0,1	0,0	0,1	0	14	0,0
2,9	0,5	0,1	0,3	0	24	0,0
2,8	0,3	0,0	0,2	0	20	0,0
2,3	0,1	0,0	0,0	0	20	0,0
5,2	0,6	0,0	0,1	0	108	0,1
3,0	0,2	0,0	0,1	0	16	0,0
2,0	0,1	0,0	0,1	0	12	0,0
0,2	0,2	0,0	0,1	0	20	0,0
1,6	0,3	0,0	0,1	0	20	0,0
1,6	0,3	0,0	0,1	0	20	0,0
4,0	0,6	0,0	0,3	0	20	0,0
0,7	0,1	0,0	0,0	0	25	0,1
2,9	**42,2**	24,2	6,8	0	N	0,0
3,2	**50,9**	29,4	9,1	0	N	**0,7**
5,0	1,9	0,4	1,0	0	N	0,0
4,5	**31,8**	14,5	9,9	0	50	0,0
10,9	**48,1**	22,0	14,4	0	70	0,0
11,4	**49,4**	22,7	14,8	0	70	**1,0**

100 g verzehrsfertiger Lebensmittel enthalten:	Energie	Protein	KH	übliche Portion
	kcal	g	g	g
Haselnuß	644	12,0	10,5	125
gemahlen	654	14,0	10,0	1 EL 10
Kokosnuß	363	3,9	4,8	50
Leinsamen	376	24,4	0,0	1 EL 20
Macadamianuß	687	7,5	4,4	100
Mandel, süß	577	18,7	3,7	50
Mohnsamen	477	20,2	4,2	1 EL 10
Paranuß	670	13,6	3,6	50
Pekannuß	703	9,3	4,4	50
gesalzen	703	9,2	6,3	50
Pistazien mit Schale	331	10,0	4,6	50
geröstet/gesalzen	584	19,0	15,5	25
Sesamsamen	598	18,2	1,0	1 EL 10
Sonnenblumenkerne	580	22,5	12,3	1 EL 20
Walnuß mit Schale	295	6,3	4,3	100
ohne Schale	662	14,4	10,6	50
Eisspeisen				
Cremeeis	188	6,7	20,0	75
Diätspeiseeis	114	3,3	20,0	50
Einfacheiscreme	133	4,4	21,4	50
Eis mit Sahne	184	2,1	19,7	75
mit Sahne/Früchten	140	1,6	16,8	75
Eiskaffee	179	1,6	6,5	200
Eistorte	236	1,5	17,0	100
Fruchteis	138	1,5	29,0	75
Milchspeiseeis	145	4,0	22,8	75

Ballast-stoffe	Fette gesamt	Fette EUFS	MUFS	Chole-sterin	Harn-säure	Koch-salz
g	g	g	g	mg	mg	g
8,2	**61,6**	47,4	6,5	0	40	0,0
6,1	62,0	47,0	5,8	0	40	0,0
9,0	36,5	2,1	0,7	0	0	0,1
38,6	30,9	8,5	18,6	0	105	0,2
11,0	**73,0**	43,1	3,0	0	24	0,0
15,2	**54,1**	36,5	10,3	0	37	0,0
20,5	42,2	8,0	27,8	0	170	0,1
6,7	**66,8**	21,7	22,2	0	23	0,0
9,4	**72,0**	42,6	17,9	0	N	0,0
6,4	**71,2**	42,2	17,8	0	N	**4,7**
3,5	**30,5**	15,0	9,8	0	N	0,7
6,5	**49,5**	34,0	6,5	0	N	**4,7**
7,9	58,0	19,9	25,5	0	62	0,1
6,3	49,0	13,4	28,0	0	140	0,0
2,0	**29,4**	5,5	20,4	0	11	0,0
6,1	**62,5**	9,8	41,3	0	25	0,0
0,0	9,0	3,0	0,7	**240**	0	0,2
0,0	2,3	0,7	0,1	9	0	0,1
0,0	3,3	1,0	0,2	12	0	0,2
0,1	10,8	3,0	0,4	52	0	0,1
0,7	7,4	2,0	0,3	35	3	0,1
0,0	**16,3**	6,2	0,5	57	0	0,1
0,0	**18,0**	8,0	1,0	54	0	0,1
0,0	1,8	0,8	0,1	4	0	0,0
0,0	4,2	1,5	0,1	14	0	0,2

100 g verzehrsfertiger Lebensmittel enthalten:	Energie	Protein	KH	übliche Portion
	kcal	g	g	g
Rahmeis	254	1,6	13,6	75
Softeis	128	2,2	24,8	50
Vanilleeis	124	2,7	14,4	75
Brotaufstriche				
Gelee, einfach	260	0,0	65,0	20
Honig	302	0,4	75,1	20
Konfitüre, einfach	242	0,4	60,0	20
extra	234	0,4	58,0	20
kalorienreduziert	94	0,4	23,0	20
Nuß-Nougat-Creme	532	4,3	58,3	20
Pflaumenmus	202	0,9	48,0	20
Süßwaren				
Fruchtgummi /-bärchen	184	1,0	45,0	10
Hartkaramelle	352	0,2	87,9	5
Kakaopulver, entölt	343	19,8	10,8	1 TL 5
Kakaogetränkpulver	362	5,0	81,0	1 TL 5
Kaugummi	314	0,1	78,5	3
ohne Zucker	220	0,1	0,0	3
Kinderschokolade	536	11,4	52,3	12
Marzipan	486	8,0	57,4	25
Milchschnitte	409	8,8	35,0	30
Milchschokolade	536	9,2	54,0	15
mit Nuß	552	9,5	47,5	15
Mohrenkopf	435	5,0	70,0	20
Müsli-Riegel	396	7,7	48,3	25
Pfefferminzbonbon	401	0,5	98,4	5

Ballast-stoffe	Fette gesamt	Fette EUFS	MUFS	Chole-sterin	Harn-säure	Koch-salz
g	g	g	g	mg	mg	g
0,0	**21,5**	8,7	0,7	76	0	0,1
0,0	2,2	0,7	0,1	8	0	0,1
0,0	6,2	2,5	0,4	25	0	0,1
0,5	0,0	0,0	0,0	0	5	0,0
0,0	0,0	0,0	0,0	0	0	0,0
0,6	0,0	0,0	0,0	0	5	0,0
1,6	0,0	0,0	0,0	0	5	0,0
0,5	0,0	0,0	0,0	0	5	0,0
0,5	31,3	12,0	4,8	0	20	0,1
2,4	0,2	0,0	0,0	0	5	0,0
0,0	0,0	0,0	0,0	0	36	0,2
0,0	0,0	0,0	0,0	0	0	0,4
30,4	24,5	3,5	0,6	0	71	0,0
6,0	2,0	0,3	0,1	0	20	0,6
0,0	0,0	0,0	0,0	0	0	0,0
0,0	0,0	0,0	0,0	0	0	0,0
0,0	31,2	9,5	1,4	38	10	0,2
3,2	24,9	15,3	3,7	0	13	0,1
1,0	26,0	7,0	7,6	120	10	0,3
0,0	31,5	9,5	1,5	30	60	0,1
3,5	36,0	13,5	1,9	32	60	0,2
0,0	15,0	5,0	2,0	0	0	0,1
5,3	19,1	12,2	2,3	0	43	0,0
0,0	0,7	0,2	0,0	0	0	0,0

100 g verzehrsfertiger Lebensmittel enthalten:	Energie	Protein	KH	übliche Portion
	kcal	g	g	g
Pralinen	398	1,0	86,7	12
Puffmais (Popcorn)	364	13,0	68,0	40
Puffreis	374	6,3	86,0	50
Reiscrispies	382	6,0	88,0	50
Schokoriegel	412	4,5	63,5	30
mit Karamel	457	5,3	66,5	60
Weichkaramelle	379	0,7	74,4	7
Weiße Schokolade	543	8,0	58,3	15
Zartbitterschokolade	498	9,0	39,0	15
mit Nüssen	528	9,6	33,5	15
Zucker				
Fruchtzucker	396	0,0	99,0	1 TL 5
Milchzucker	399	0,0	99,8	1 TL 5
Traubenzucker	364	0,0	91,0	1 TL 5
Vanillinzucker	388	0,0	97,0	1 P. 8
Zucker, weiß	399	0,0	99,8	1 TL 5
Zucker, braun	386	0,0	96,4	1 TL 5
Alkoholfreie Getränke				
Mineralwasser	0	0,0	0,0	200
Apfelsaft	48	0,1	11,1	200
Apfelfruchtsaftgetränk	47	0,0	11,8	200
Colagetränk	44	0,0	11,0	200
kalorienarm	2	0,0	0,5	200
Cola-Mixgetränk	44	0,0	11,0	200
Gemüsesaft	17	1,0	3,0	200
Grapefruitsaft	47	0,5	10,1	200

Ballast-stoffe	gesamt	Fette EUFS	MUFS	Chole-sterin	Harn-säure	Koch-salz
g	g	g	g	mg	mg	g
1,1	5,3	1,5	0,2	0	50	0,2
8,0	4,5	1,6	1,6	0	60	0,0
0,1	0,5	0,1	0,2	0	96	0,0
0,1	0,7	0,2	0,2	0	75	**2,8**
0,1	15,5	5,8	0,9	10	10	0,3
0,1	18,9	7,0	0,8	25	10	0,4
0,1	8,7	1,8	0,9	1	0	0,3
0,0	30,9	9,9	1,1	20	0	0,3
7,6	34,0	9,3	1,2	15	25	0,1
7,6	39,5	15,0	2,3	12	25	0,0
0,0	0,0	0,0	0,0	0	0	0,0
0,0	0,0	0,0	0,0	0	0	0,0
0,0	0,0	0,0	0,0	0	0	0,0
0,0	0,0	0,0	0,0	0	0	0,0
0,0	0,0	0,0	0,0	0	0	0,0
0,0	0,0	0,0	0,0	0	0	0,1
0,0	0,0	0,0	0,0	0	0	0,1
0,1	0,0	0,0	0,0	0	2	0,0
0,1	0,0	0,0	0,0	0	1	0,0
0,0	0,0	0,0	0,0	0	10	0,0
0,0	0,0	0,0	0,0	0	0	0,0
0,1	0,0	0,0	0,0	0	5	0,0
0,5	0,1	0,0	0,0	0	10	0,3
0,1	0,1	0,0	0,0	0	3	0,0

100 g verzehrsfertiger Lebensmittel enthalten:	Energie	Protein	KH	übliche Portion
	kcal	g	g	g
Johannisbeernektar	55	0,4	12,5	200
Kirschsaft	41	0,1	10,2	200
Limonade	48	0,1	12,0	200
kalorienarm	5	0,0	1,2	200
mit Bittergeschmack	44	0,0	11,0	200
Möhrensaft	22	0,6	4,8	200
Multi-Vitamin-Nektar	47	0,5	11,0	200
Diätnektar mit Süßstoff	24	0,4	5,5	200
Orangensaft	44	0,7	9,0	200
Orangensaftnektar	44	0,4	10,5	200
mit Süßstoff	21	0,3	4,7	200
Tomatensaft	17	0,8	2,9	200
Traubensaft	69	0,2	17,0	200
Zitronensaft	26	0,4	2,4	10
Zitrussaftgetränk	52	0,1	13,0	200
Bohnenkaffee ohne Milch	2	0,1	0,3	125
mit Milch	9	0,5	0,9	125
Instantkaffee ohne Milch	4	0,5	0,6	125
Kaffee-Ersatz ohne Milch	2	0,2	0,3	125
Tee, schwarz, ohne Zucker	0	0,0	0,1	125
Früchtetee	1	0,0	0,2	125
Kräutertee	3	0,1	0,5	125
Alkoholische Getränke				
Bier, Pils, hell	42	0,5	3,1	200
alkoholarm	26	0,5	2,0	200
alkoholfrei	25	0,4	5,4	200

Ballast-stoffe	gesamt	Fette EUFS	MUFS	Chole-sterin	Harn-säure	Koch-salz
g	g	g	g	mg	mg	g
0,2	0,1	0,0	0,0	0	5	0,0
0,2	0,0	0,0	0,0	0	2	0,0
0,0	0,0	0,0	0,0	0	0	0,0
0,0	0,0	0,0	0,0	0	0	0,0
0,0	0,0	0,0	0,0	0	0	0,0
0,2	0,0	0,0	0,0	0	10	0,2
0,2	0,1	0,0	0,0	0	1	0,0
0,2	0,1	0,0	0,0	0	1	0,0
0,2	0,2	0,0	0,1	0	3	0,0
0,2	0,1	0,0	0,1	0	3	0,0
0,2	0,1	0,0	0,0	0	3	0,0
0,6	0,1	0,0	0,0	0	10	0,0
0,4	0,0	0,0	0,0	0	6	0,0
0,2	0,1	0,0	0,0	0	3	0,0
0,1	0,0	0,0	0,0	0	3	0,0
0,0	0,0	0,0	0,0	0	0	0,0
0,0	0,4	0,0	0,0	2	0	0,0
0,0	0,0	0,0	0,0	0	0	0,0
0,0	0,0	0,0	0,0	0	0	0,0
0,0	0,0	0,0	0,0	0	0	0,0
0,0	0,0	0,0	0,0	0	0	0,0
0,0	0,0	0,0	0,0	0	0	0,0
0,0	0,0	0,0	0,0	0	14	0,0
0,0	0,0	0,0	0,0	0	8	0,0
0,0	0,0	0,0	0,0	0	12	0,0

100 g verzehrsfertiger Lebensmittel enthalten:	Energie	Protein	KH	übliche Portion
	kcal	g	g	g
Bier, Export	41	0,5	2,9	200
dunkel	37	0,4	2,8	200
Diätbier	27	0,4	0,8	200
Doppelbockbier	55	0,5	3,8	200
Malzbier	54	0,5	10,8	200
Weizenbier (Weißbier)	37	0,3	3,0	500
Apfelwein/Most	45	0,0	2,6	200
Federweißer	76	0,1	12,0	200
Glühwein	87	0,2	9,4	125
Portwein	160	0,1	12,0	50
Rotwein, leicht	65	0,2	2,4	125
schwer	78	0,2	2,5	125
Sekt, trocken	76	0,2	1,4	100
süß	108	0,2	11,0	100
Sherry, medium	118	0,1	3,6	50
Weißherbst, Rosé	71	0,1	2,5	125
Weißwein, trocken	69	0,1	0,5	125
halbtrocken	68	0,1	2,0	125
lieblich	68	0,1	3,0	125
Auslese	89	0,1	5,5	50
Wermut, trocken	118	0,1	5,5	50
süß	151	0,1	15,9	50
Eierlikör	284	4,4	28,2	20
Fruchtsaftlikör	298	0,0	32,6	20
Klarer/Korn 32 Vol.-%	179	0,0	0,0	20
38 Vol.-%	213	0,0	0,0	20

Ballast-stoffe	Fette gesamt	Fette EUFS	MUFS	Cholesterin	Harnsäure	Kochsalz
g	g	g	g	mg	mg	g
0,0	0,0	0,0	0,0	0	14	0,0
0,0	0,0	0,0	0,0	0	12	0,0
0,0	0,0	0,0	0,0	0	10	0,0
0,0	0,0	0,0	0,0	0	14	0,0
0,0	0,0	0,0	0,0	0	5	0,0
0,0	0,0	0,0	0,0	0	15	0,0
0,0	0,0	0,0	0,0	0	0	0,0
0,3	0,0	0,0	0,0	0	15	0,0
0,1	0,0	0,0	0,0	0	0	0,0
0,0	0,0	0,0	0,0	0	0	0,0
0,0	0,0	0,0	0,0	0	0	0,0
0,0	0,0	0,0	0,0	0	0	0,0
0,0	0,0	0,0	0,0	0	0	0,0
0,0	0,0	0,0	0,0	0	0	0,0
0,0	0,0	0,0	0,0	0	25	0,0
0,0	0,0	0,0	0,0	0	0	0,0
0,0	0,0	0,0	0,0	0	0	0,0
0,0	0,0	0,0	0,0	0	0	0,0
0,0	0,0	0,0	0,0	0	0	0,0
0,0	0,0	0,0	0,0	0	0	0,0
0,0	0,0	0,0	0,0	0	0	0,0
0,0	0,0	0,0	0,0	0	0	0,0
0,0	4,6	0,0	0,6	**150**	68	0,0
0,0	0,0	0,0	0,0	0	0	0,0
0,0	0,0	0,0	0,0	0	0	0,0
0,0	0,0	0,0	0,0	0	0	0,0

100 g verzehrsfertiger Lebensmittel enthalten:	Energie	Protein	KH	übliche Portion
	kcal	g	g	g
Kräuter-/Bitterlikör	235	0,0	14,0	20
Obstbrand	252	0,0	0,0	20
Rum 54 Vol.-%	302	0,0	0,0	20
Weinbrand/Cognac	240	0,0	2,0	20
Whisky	247	0,0	0,1	20
Milch und -produkte				
Kuhmilch, 3,5 % Fett	64	3,3	4,5	200
0,3 % (entrahmt)	35	3,5	4,8	200
1,5 % (teilentrahmt)	47	3,4	4,6	200
Vorzugsmilch	66	3,3	4,5	200
Kakaotrunk, 3,5 % Fett	78	3,5	8,1	200
1,5 % (fettarm)	61	3,5	8,2	200
Buttermilch	37	3,5	4,0	200
Kaffeesahne, 10 % Fett	123	3,1	4,0	1 EL 20
Kaffeeweißer (pflanzlich)	554	2,7	57,3	1 TL 5
Kondensmilch, 4 % Fett	109	7,5	10,8	1 EL 15
7,5 % Fett	132	6,5	9,5	1 EL 15
10 % Fett	177	8,8	12,5	1 EL 15
Molke, sauer	21	0,6	4,2	200
süß	25	0,8	4,7	200
Crème fraîche, 20 % Fett	210	2,8	3,6	1 EL 15
30 % Fett	292	2,5	2,9	1 EL 15
Dickmilch, vollfett	60	3,5	4,0	150
entrahmt	31	3,4	4,2	150
teilentrahmt	44	3,4	4,1	150
Fruchtzwerg	148	6,2	14,0	50

Ballast-stoffe	gesamt	Fette EUFS	MUFS	Chole-sterin	Harn-säure	Koch-salz
g	g	g	g	mg	mg	g
0,0	0,0	0,0	0,0	0	0	0,0
0,0	0,0	0,0	0,0	0	0	0,0
0,0	0,0	0,0	0,0	0	0	0,0
0,0	0,0	0,0	0,0	0	0	0,0
0,0	0,0	0,0	0,0	0	0	0,0
0,0	3,5	0,9	0,1	12	0	0,1
0,0	0,1	0,0	0,0	3	0	0,1
0,0	1,6	0,4	0,1	5	0	0,1
0,0	3,8	0,9	0,2	12	0	0,1
0,0	3,5	1,1	0,1	12	0	0,1
0,0	1,6	0,5	0,1	6	0	0,1
0,0	0,5	0,1	0,0	4	0	0,1
0,0	10,0	2,9	0,4	34	0	0,1
0,0	34,9	1,1	0,0	0	0	0,5
0,0	4,0	1,2	0,1	16	0	0,3
0,0	7,6	2,1	0,3	25	0	0,3
0,0	10,1	3,0	0,3	33	0	0,3
0,0	0,2	0,0	0,0	2	0	0,1
0,0	0,2	0,0	0,0	2	0	0,1
0,0	20,5	5,3	0,8	70	0	0,1
0,0	30,0	7,7	1,2	90	0	0,1
0,0	3,3	1,1	0,1	13	0	0,1
0,0	0,1	0,0	0,0	1	0	0,1
0,0	1,5	0,4	0,1	6	0	0,1
0,0	7,5	2,2	0,3	30	0	0,1

100 g verzehrsfertiger Lebensmittel enthalten:	Energie	Protein	KH	übliche Portion
	kcal	g	g	g
Fruchtdickmilch	92	3,1	13,3	150
fettarm	74	3,0	12,5	150
10 % Fett	163	3,2	15,0	150
mit Müsli	128	4,5	16,6	150
mit Süßstoff	55	4,3	6,3	150
Fruchtjoghurt, vollfett	101	3,9	15,5	150
entrahmt	67	3,8	12,8	150
teilentrahmt	80	3,6	13,5	150
10 % Fett	165	3,7	15,0	150
mit Müsli	117	4,5	14,7	150
mit Süßstoff	78	4,2	7,4	150
Joghurt, vollfett	71	3,9	5,4	150
entrahmt	36	4,3	3,6	150
teilentrahmt	50	3,6	5,6	150
10 % Fett	117	3,1	3,7	150
Kefir, vollfett	64	3,3	4,8	200
mit Früchten	103	3,4	15,5	200
Saure Sahne, 10 % Fett	115	3,0	3,3	1 EL 15
Schlagsahne, 30 % Fett	308	2,4	3,3	1 EL 15
40 % Fett	377	2,2	2,0	1 EL 15
Schmand	240	2,7	3,4	1 EL 15
Quark und Käse				
Früchtequark, 10 % F.i.Tr.	108	10,5	12,7	100
20 % F.i.Tr.	124	10,0	12,7	100
40 % F.i.Tr.	195	11,0	12,9	100
Diätfrüchtequark	50	7,0	5,0	100

Ballast-stoffe g	gesamt g	Fette EUFS g	MUFS g	Chole-sterin mg	Harn-säure mg	Koch-salz g
0,5	2,9	0,7	0,1	11	0	0,1
0,5	1,3	0,3	0,0	5	0	0,1
0,5	**10,0**	2,5	0,4	30	0	0,1
1,0	4,8	1,2	0,2	11	5	0,1
0,5	1,4	0,3	0,1	5	0	0,2
0,5	2,6	0,6	0,1	10	0	0,1
0,5	0,1	0,0	0,0	1	0	0,1
0,5	1,3	0,3	0,0	6	0	0,1
0,5	**10,0**	2,5	0,4	25	0	0,1
1,0	4,5	1,1	0,2	11	5	0,1
0,6	3,5	0,9	0,1	12	0	0,2
0,0	3,8	0,9	0,2	12	0	0,1
0,0	0,1	0,0	0,0	1	0	0,2
0,0	1,5	0,4	0,1	5	0	0,1
0,0	**10,0**	2,5	0,3	35	0	0,1
0,0	3,5	0,9	0,1	13	0	0,1
0,5	3,0	0,8	0,1	11	0	0,1
0,0	10,0	2,5	0,4	37	0	0,1
0,0	31,7	7,6	1,2	109	0	0,1
0,0	40,0	9,6	1,5	120	0	0,1
0,0	24,0	7,5	1,0	75	0	0,1
0,5	1,7	0,4	0,1	6	7	0,1
0,5	3,7	0,9	0,1	13	7	0,1
0,5	**11,0**	2,6	0,4	37	7	0,1
0,5	0,2	Sp	Sp	1	7	0,1

100 g verzehrsfertiger Lebensmittel enthalten:	Energie	Protein	KH	übliche Portion
	kcal	g	g	g
Kräuterquark, 40 % F.i.Tr.	144	10,0	3,1	50
Quark, <10 % F.i.Tr.	68	13,0	3,5	1 EL 30
10 % F.i.Tr.	81	12,6	3,2	1 EL 30
20 % F.i.Tr.	104	12,0	3,3	1 EL 30
30 % F.i.Tr.	120	10,0	3,4	1 EL 30
40 % F.i.Tr.	155	11,0	3,1	1 EL 30
Allgäuer Hartkäse	395	27,0	0,0	30
Blauschimmel, 50 % F.i.Tr.	357	22,9	0,0	30
60 % F.i.Tr.	428	19,1	0,0	30
Brie, 45 % F.i.Tr.	280	21,0	0,0	30
50 % F.i.Tr.	344	22,6	0,0	30
60 % F.i.Tr.	366	16,8	0,0	30
Butterkäse, 50 % F.i.Tr.	344	21,1	0,0	30
Camembert, 30 % F.i.Tr.	216	23,5	0,0	30
45 % F.i.Tr.	285	21,0	0,0	30
60 % F.i.Tr.	377	17,9	0,0	30
Edamer, 30 % F.i.Tr.	251	26,4	0,0	30
40 % F.i.Tr.	315	26,0	0,0	30
45 % F.i.Tr.	354	24,8	0,0	30
Emmentaler, 45 % F.i.Tr.	382	28,7	0,0	30
Frischkäse, 40 % F.i.Tr.	151	10,4	2,5	30
50 % F.i.Tr.	281	13,8	3,4	30
60 % F.i.Tr.	341	11,3	3,0	30
mit Kräutern, 30 % F.i.Tr.	137	11,0	3,0	30
mit Kräutern, 40 % F.i.Tr.	143	9,7	3,2	30
mit Kräutern, 50 % F.i.Tr.	187	9,3	3,0	30

Ballast-stoffe g	Fette gesamt g	EUFS g	MUFS g	Chole-sterin mg	Harn-säure mg	Koch-salz g
0,3	10,2	2,4	0,3	31	6	1,0
0,0	0,2	0,0	0,0	1	0	0,1
0,0	2,0	0,5	0,1	7	0	0,1
0,0	4,7	1,1	0,2	17	0	0,1
0,0	7,4	1,7	0,3	22	0	0,1
0,0	11,0	2,6	0,4	37	0	0,1
0,0	32,0	9,5	1,3	75	10	0,8
0,0	29,5	6,9	0,9	88	10	**3,5**
0,0	**39,1**	11,5	1,6	90	10	**3,5**
0,0	21,8	6,5	0,9	50	10	**2,8**
0,0	27,9	6,6	0,8	70	10	**2,9**
0,0	**33,2**	7,9	1,0	93	10	**2,8**
0,0	28,8	6,8	0,9	54	10	1,9
0,0	13,5	3,2	0,4	38	10	2,3
0,0	22,3	5,3	0,7	62	10	2,5
0,0	**34,0**	8,0	1,0	95	10	1,8
0,0	16,2	4,1	0,5	37	10	2,0
0,0	23,4	5,9	0,6	52	10	2,3
0,0	28,3	7,2	0,7	59	10	1,7
0,0	29,7	6,3	1,1	92	10	1,1
0,0	11,0	2,6	0,4	36	0	0,9
0,0	23,6	5,7	0,8	77	0	1,0
0,0	31,5	7,6	1,0	103	0	1,0
0,1	9,0	2,2	0,4	33	0	1,0
0,1	10,2	2,4	0,4	38	0	1,0
0,1	15,3	3,7	0,6	57	0	1,0

100 g verzehrsfertiger Lebensmittel enthalten:	**Energie**	**Protein**	**KH**	**übliche Portion**
	kcal	g	g	g
Gorgonzola, 55 % F.i.Tr.	376	19,4	0,0	30
Gouda, 40 % F.i.Tr.	299	24,5	0,0	30
45 % F.i.Tr.	329	24,0	0,0	30
50 % F.i.Tr.	355	22,2	0,0	30
Hüttenkäse, <10 % F.i.Tr.	79	13,6	2,0	40
10 % F.i.Tr.	88	13,6	2,4	30
20 % F.i.Tr.	100	12,6	2,6	30
Jarlsberg, 45 % F.i.Tr.	349	26,7	0,0	30
Käsepastete mit Walnuß	316	12,5	3,1	30
Limburger, 40 % F.i.Tr.	267	22,4	0,0	30
Maasdamer, 45 % F.i.Tr.	356	25,9	0,0	30
Mascarpone	460	4,5	3,5	50
Mozzarella	252	18,5	0,0	50
Münsterkäse, 45 % F.i.Tr.	290	21,6	0,0	30
Parmesan	375	35,6	0,0	1 EL 20
Roquefortkäse	378	21,5	0,0	30
Sauermilchkäse (Harzer)	126	30,0	0,0	30
Schafskäse (Feta)	232	17,0	0,5	30
Scheiblette, 20 % F.i.Tr.	209	22,0	5,5	30
45 % F.i.Tr.	298	20,0	0,5	30
Schichtkäse, 10 % F.i.Tr.	80	11,7	3,8	30
45 % F.i.Tr.	175	8,3	2,9	30
Schmelzkäse, 30 % F.i.Tr.	219	14,8	8,9	30
45 % F.i.Tr.	296	20,0	0,0	30
mit Pilzen, 30 % F.i.Tr.	213	14,8	8,0	30
mit Schinken, 30 % F.i.Tr.	206	15,0	5,0	30

Ballast-stoffe g	gesamt g	Fette EUFS g	MUFS g	Chole-sterin mg	Harn-säure mg	Koch-salz g
0,0	31,2	7,8	0,9	88	10	1,2
0,0	22,3	5,2	0,9	52	10	2,0
0,0	25,5	5,9	0,6	60	10	2,1
0,0	29,6	6,9	1,2	70	10	2,0
0,0	2,0	0,6	0,1	8	9	1,0
0,0	2,9	0,8	0,1	10	9	1,0
0,0	4,3	1,3	0,2	16	9	0,6
0,0	26,9	8,0	1,1	70	10	1,5
0,0	28,0	8,4	1,1	65	10	1,2
0,0	19,7	5,2	0,4	90	18	**3,0**
0,0	27,6	8,2	1,0	64	10	1,3
0,0	**47,5**	14,0	1,9	140	0	0,1
0,0	19,8	5,0	0,8	45	10	1,3
0,0	22,6	5,5	0,5	96	10	**2,6**
0,0	25,8	6,7	0,6	68	10	1,8
0,0	30,6	8,2	1,3	75	10	**4,6**
0,0	0,7	0,2	0,0	3	19	**3,8**
0,0	18,0	3,4	0,6	45	30	**3,2**
0,0	11,0	3,0	0,4	25	20	**3,0**
0,0	24,0	7,0	0,9	55	20	**3,2**
0,0	2,0	0,6	0,1	7	0	0,1
0,0	14,5	4,0	0,6	54	0	0,1
0,0	13,6	4,1	0,5	31	25	1,3
0,0	24,0	7,2	1,0	55	20	1,6
0,0	13,5	4,0	0,5	30	25	1,3
0,0	14,0	4,2	0,6	32	25	1,3

100 g verzehrsfertiger Lebensmittel enthalten:	Energie	Protein	KH	übliche Portion
	kcal	g	g	g
Tilsiter, 30 % F.i.Tr.	270	28,7	0,0	30
40 % F.i.Tr.	301	25,0	0,0	30
45 % F.i.Tr.	354	26,3	0,0	30
Ziegenkäse, Schnittkäse	368	28,0	0,0	30
Weichkäse	280	21,0	0,0	30
Eier				
Entenei	184	13,0	0,7	80
Hühnerei, ohne Schale, roh	155	12,9	0,7	60
mit Schale, roh	137	11,4	0,6	65
Eigelb, roh	353	16,1	0,3	20
Eiklar, roh	49	11,0	0,7	40
Rührei	173	11,5	0,6	125
Spiegelei	220	13,3	0,4	65
Fleisch				
Hammel/Lamm, Brust	381	12,0	0,0	125
Filet	112	20,4	0,0	125
Keule	234	18,0	0,0	125
Kotelett	348	14,9	0,0	125
Rücken	194	18,7	0,0	125
Hasenfleisch	113	21,6	0,0	125
Hirschfleisch	112	20,6	0,0	125
Kalbfleisch, mager	92	21,3	0,0	125
Brust	131	18,6	0,0	125
Filet	95	20,6	0,0	125
Keule	115	20,7	0,0	125
Rücken	107	20,9	0,0	125

Ballast-stoffe g	Fette gesamt g	Fette EUFS g	MUFS g	Chole-sterin mg	Harn-säure mg	Koch-salz g
0,0	17,2	4,0	0,5	37	10	2,5
0,0	22,3	6,7	0,8	52	10	2,0
0,0	27,7	6,5	0,8	59	10	1,8
0,0	27,0	7,2	0,5	45	10	1,2
0,0	21,8	6,1	0,6	35	10	1,8
0,0	14,4	6,0	2,4	**680**	5	0,3
0,0	11,2	4,2	1,5	**400**	5	0,4
0,0	9,9	3,7	1,3	**350**	4	0,3
0,0	31,9	11,7	4,2	**1260**	6	0,1
0,0	0,2	0,1	0,0	0	0	0,4
0,0	**13,8**	5,0	1,3	**450**	5	0,4
0,0	**18,4**	6,0	2,0	**550**	5	0,5
0,0	**37,0**	17,0	2,5	73	**130**	0,2
0,0	3,4	1,0	0,1	67	**150**	0,2
0,0	**18,0**	7,4	0,8	70	**130**	0,1
0,0	**32,0**	11,9	0,7	72	**170**	0,2
0,0	**13,2**	6,1	0,9	69	**180**	0,2
0,0	3,0	0,5	0,9	65	**105**	0,1
0,0	3,3	1,2	0,1	58	**110**	0,1
0,0	0,8	0,2	0,2	70	**172**	0,2
0,0	6,3	2,3	0,4	72	**140**	0,2
0,0	1,4	0,3	0,4	70	**140**	0,2
0,0	3,6	0,8	1,1	70	**150**	0,2
0,0	2,6	1,0	0,2	70	**140**	0,2

100 g verzehrsfertiger Lebensmittel enthalten:	Energie	Protein	KH	übliche Portion
	kcal	g	g	g
Kalbfleisch, Bries	99	17,2	0,0	100
Leber	130	19,2	4,1	125
Niere	124	16,7	0,0	120
Kaninchenfleisch	152	20,8	0,0	125
Pferdefleisch	108	20,6	0,4	125
Rehfleisch, Keule	97	21,4	0,0	125
Rücken	122	22,5	0,0	125
Rindfleisch, mager	107	22,0	0,0	125
mittelfett	155	20,6	0,0	125
Filet	121	21,2	0,0	125
Hackfleisch	161	20,0	0,0	100
Hochrippe	155	20,6	0,0	125
Roastbeef	130	22,4	0,0	125
Tatar (Schabefleisch)	111	21,8	0,0	100
Leber	128	19,7	5,3	125
Niere	113	16,6	0,0	125
Zunge	207	16,0	0,0	125
Rind/Schweine-Hackfleisch	170	20,0	0,0	125
Schweinefleisch, mager	109	21,8	0,0	125
mittelfett	168	20,0	0,0	125
Bauch	261	17,8	0,0	125
Filet	106	22,0	0,0	125
Hackfleisch	179	20,0	0,0	100
Haxe	186	19,0	0,0	250
Kotelett	133	21,6	0,0	125
Schnitzel	106	22,2	0,0	125

Ballast-stoffe g	gesamt g	Fette EUFS g	MUFS g	Chole-sterin mg	Harn-säure mg	Koch-salz g
0,0	3,4	1,2	0,2	**290**	**1260**	0,1
0,0	4,1	0,9	1,4	**360**	**460**	0,2
0,0	6,4	2,9	0,2	**380**	**218**	0,4
0,0	7,6	1,7	2,4	**83**	**130**	0,1
0,0	2,7	1,1	0,4	60	**200**	0,1
0,0	1,3	0,4	0,1	60	**138**	0,2
0,0	3,6	1,2	0,4	65	**105**	0,2
0,0	1,9	0,8	0,1	58	**120**	0,1
0,0	**8,1**	3,6	0,3	64	**120**	0,1
0,0	4,0	1,7	0,3	70	**110**	0,1
0,0	9,0	4,3	0,3	65	**120**	0,2
0,0	**8,1**	3,7	0,3	60	**120**	0,1
0,0	4,5	1,9	0,2	70	**110**	0,1
0,0	2,6	1,2	0,2	55	**130**	0,1
0,0	3,1	1,1	0,7	**261**	**554**	0,3
0,0	5,1	1,4	0,1	**358**	**269**	0,4
0,0	**15,9**	7,3	0,5	**105**	**160**	0,2
0,0	**10,0**	4,3	1,0	65	**120**	0,2
0,0	2,4	1,1	0,2	70	**165**	0,1
0,0	**9,8**	4,4	0,6	68	**140**	0,1
0,0	**21,1**	9,5	1,2	**80**	**100**	0,1
0,0	2,0	1,0	0,2	70	**150**	0,1
0,0	**11,0**	4,4	1,5	65	**150**	0,1
0,0	**12,2**	5,6	0,9	**70**	**120**	0,1
0,0	5,2	2,5	0,4	60	**145**	0,1
0,0	1,9	0,9	0,1	70	**160**	0,1

100 g verzehrsfertiger Lebensmittel enthalten:	Energie	Protein	KH	übliche Portion
	kcal	g	g	g
Schweinefleisch, Speck	810	2,9	0,0	50
Leber	131	20,7	0,5	125
Niere	101	16,9	0,0	125
Wildschweinfleisch	108	19,5	0,0	125
Ziegenfleisch	149	19,5	0,0	125
Geflügelfleisch				
Ente, mit Haut	227	18,1	0,0	125
Brust	121	19,5	0,0	125
Leber	145	18,7	3,0	125
Fasan, mit Haut	154	23,8	0,0	125
Gans, mit Haut	342	15,7	0,0	125
Keule	157	22,3	0,0	125
Huhn, mit Haut	166	19,9	0,0	125
Brust, mit Haut	145	22,2	0,0	125
Schenkel, mit Haut	173	18,2	0,0	125
Leber	133	22,0	1,2	125
Suppenhuhn	257	18,5	0,0	125
Perlhuhn, mit Haut	146	20,1	0,0	125
Pute, mit Haut	151	22,4	0,0	125
Keule	114	20,5	0,0	125
Brust	105	24,1	0,0	125
Leber	133	21,0	1,0	100
Taube, mit Haut	228	16,4	0,0	125
Wachtel, mit Haut	110	22,4	0,0	125
Wildente, mit Haut	133	12,2	0,0	125

Ballast-stoffe g	gesamt g	Fette EUFS g	MUFS g	Chole-sterin mg	Harn-säure mg	Koch-salz g
0,0	**88,7**	40,0	5,3	57	18	0,0
0,0	4,9	0,7	1,2	**350**	**515**	0,2
0,0	3,7	0,6	0,8	**385**	**334**	0,4
0,0	3,4	1,9	0,2	65	**150**	0,2
0,0	7,9	3,4	0,4	70	**135**	0,1
0,0	**17,2**	9,3	2,1	**80**	**138**	0,1
0,0	4,8	2,6	0,6	**100**	**130**	0,3
0,0	4,6	1,2	1,1	**515**	**250**	0,2
0,0	6,6	3,2	0,8	50	**200**	0,1
0,0	**31,0**	14,9	3,0	**86**	**165**	0,2
0,0	7,5	3,6	0,8	70	**170**	0,2
0,0	**9,6**	3,0	2,5	**99**	**115**	0,2
0,0	6,2	1,7	1,5	66	**175**	0,1
0,0	**11,2**	3,2	2,6	**85**	**110**	0,2
0,0	4,7	1,5	1,1	**492**	**243**	0,2
0,0	**20,3**	6,6	5,6	**75**	**159**	0,2
0,0	7,3	3,0	1,0	75	**160**	0,1
0,0	6,8	2,8	1,5	75	**170**	0,1
0,0	3,6	0,8	1,2	75	**120**	0,2
0,0	1,0	0,2	0,3	60	**120**	0,1
0,0	5,0	1,3	1,2	**500**	**250**	0,1
0,0	**18,0**	7,2	2,3	**110**	**160**	0,1
0,0	2,3	0,6	0,5	44	**150**	0,1
0,0	**9,4**	4,6	1,0	**80**	**150**	0,1

100 g verzehrsfertiger Lebensmittel enthalten:	Energie	Protein	KH	übliche Portion
	kcal	g	g	g
Fleischgerichte				
Bockwurst	275	13,1	0,3	125
Bratwurst, fein	296	12,8	0,5	150
grob	290	17,5	0,3	150
Knacker	283	12,3	0,2	100
Currywurst	288	18,6	0,4	150
Fleischkäse	268	13,9	0,3	150
gebraten	343	11,6	0,4	150
Rindswurst	246	14,9	0,2	150
Frankfurter Würstchen	270	12,4	0,3	Paar 100
Frikadelle	182	17,9	5,5	125
Hackbraten mit Soße	114	10,5	4,5	150
Hähnchen, gegrillt	228	25,5	0,0	250
Hähnchenkeule	241	26,5	0,0	100
Hähnchenschnitzel, paniert	202	25,0	6,5	125
Hühnchenteile, fritiert	259	19,5	8,0	100
Kalbshaxe	148	19,7	0,0	250
Kalbsgeschnetzeltes	120	7,4	5,0	150
Kasseler, gepökelt	151	20,9	0,0	100
Leberkäse	297	12,4	0,5	125
Nürnberger Würstchen	281	18,0	0,6	150
Putenschnitzel, natur	160	30,0	0,0	100
Rindergulasch mit Soße	116	13,5	3,5	150
Rinderroulade mit Soße	172	15,0	2,0	220
Rindersteak mit Kräuterbutter	328	21,5	1,0	125
Rippchen, gekocht	265	22,5	1,2	150

Ballast-stoffe g	gesamt g	Fette EUFS g	MUFS g	Chole-sterin mg	Harn-säure mg	Koch-salz g
0,1	**24,3**	11,2	1,0	65	**90**	**1,8**
0,1	**26,7**	12,3	1,1	65	**100**	**2,4**
0,1	**24,0**	11,0	1,0	65	**90**	**1,3**
0,1	**25,5**	11,7	1,0	65	**75**	**0,9**
0,1	**23,5**	10,8	0,9	65	**70**	**2,5**
0,1	**23,2**	10,7	1,0	65	**90**	**1,5**
0,0	**33,0**	15,2	1,3	**70**	**105**	**1,8**
0,1	**20,3**	9,5	0,9	63	**100**	**2,4**
0,1	**24,4**	11,2	1,0	65	90	**2,0**
0,2	**9,8**	4,4	0,4	64	**130**	**0,9**
0,2	6,0	2,8	0,3	45	**120**	**1,3**
0,0	**14,0**	4,4	3,6	**100**	**150**	0,3
0,0	**15,0**	4,4	5,0	97	**150**	0,8
0,2	**8,5**	2,4	2,1	56	**120**	0,6
0,2	**16,6**	5,5	5,0	40	**105**	**1,5**
0,0	**7,7**	3,5	0,4	**72**	**150**	**1,0**
0,2	**7,8**	3,6	0,2	**50**	**70**	**1,1**
0,0	7,5	3,4	0,4	**70**	**140**	**2,4**
0,1	**27,5**	12,6	1,4	65	**90**	**1,5**
0,1	**23,0**	10,5	1,0	55	**90**	**1,6**
0,0	4,5	1,2	1,0	60	**110**	0,4
0,2	5,3	2,4	0,2	35	**120**	**1,5**
0,2	**11,5**	5,3	0,5	34	**120**	**0,9**
0,2	**26,5**	11,7	1,7	**94**	**120**	**0,7**
0,0	**18,9**	8,7	0,8	**79**	**150**	**6,7**

100 g verzehrsfertiger Lebensmittel enthalten:	Energie	Protein	KH	übliche Portion
	kcal	g	g	g
Rumpsteak, gebraten	245	26,5	0,0	125
Schaschlik mit Soße	203	9,0	2,3	250
Schweinebauch, gegrillt	403	25,3	0,0	100
Schweinehaxe, gegrillt	137	13,7	0,0	250
Schweinekotelett, paniert	250	24,0	7,0	150
Schweineschnitzel, natur	177	30,8	0,0	125
paniert	230	25,8	8,0	150
Weißwurst, Münchener	278	10,8	0,2	125
Wiener Schnitzel	215	14,3	13,8	150
Wiener Würstchen	292	12,5	0,2	Paar 70
Würstchen im Schlafrock	349	11,9	14,5	125

Fleisch- und Wurstwaren

	Energie	Protein	KH	übliche Portion
Bierschinken	174	16,5	0,0	25
Bierwurst, bayrisch	232	15,8	0,0	25
Blutwurst/Rotwurst	309	12,1	0,1	25
Breslauer/Lyoner	290	11,5	0,2	30
Cabanossi	425	21,9	0,1	100
Cervelatwurst	375	22,0	0,0	25
Corned Beef	141	21,7	0,0	30
Fleischwurst/Stadtwurst	283	12,2	0,1	30
Geflügelwurst	246	20,4	0,4	25
Gelbwurst	288	11,2	0,1	25
Jagdwurst	224	15,5	0,1	25
Kasseler Aufschnitt	204	28,2	0,0	30
Knoblauchwurst	270	15,5	0,0	25
Lachsschinken	245	35,1	0,0	20

Ballast-stoffe g	gesamt g	Fette EUFS g	MUFS g	Chole-sterin mg	Harn-säure mg	Koch-salz g
0,0	**15,5**	7,1	0,6	**80**	**120**	0,6
0,5	**17,5**	6,0	6,8	36	**120**	**1,3**
0,0	**33,5**	15,0	1,7	**120**	**105**	**1,5**
0,0	**8,3**	3,8	0,4	**70**	**105**	**1,2**
0,2	**14,0**	4,5	1,0	55	**140**	0,5
0,0	6,0	2,8	0,3	70	**190**	0,4
0,2	**10,5**	4,8	0,8	55	**150**	0,5
0,1	**25,6**	10,8	2,8	70	73	**1,6**
0,6	**11,4**	5,0	0,6	60	**120**	0,3
0,1	**26,4**	10,0	3,0	62	78	**2,3**
0,5	**27,0**	10,7	1,5	**80**	**90**	**1,0**
0,0	12,0	5,5	0,5	65	58	1,9
0,0	18,7	8,6	0,8	75	85	**4,0**
0,2	29,0	13,3	1,2	60	55	1,7
0,0	27,1	12,5	1,1	53	110	2,1
0,2	**37,4**	17,2	1,6	**93**	75	**5,0**
0,1	31,9	14,7	1,4	80	125	3,0
0,0	6,0	2,7	0,2	70	60	2,0
0,1	26,0	12,0	1,1	66	80	2,1
0,1	18,3	9,0	2,5	84	100	**4,0**
0,0	27,0	12,4	1,1	75	70	1,6
0,1	18,0	8,0	2,2	80	112	2,1
0,0	10,1	4,6	0,6	75	140	1,9
0,0	23,1	10,6	1,0	85	70	5,7
0,0	11,6	5,3	0,5	96	150	1,8

100 g verzehrsfertiger Lebensmittel enthalten:	Energie	Protein	KH	übliche Portion
	kcal	g	g	g
Landjäger	472	21,5	0,0	100
Leberpastete	318	14,2	1,0	30
Leberwurst, fein	358	13,0	0,0	30
grob	326	15,9	0,0	30
Bauernleberwurst	299	13,1	0,0	30
Kalbsleberwurst	335	14,2	0,0	30
Mettwurst, luftgetrocknet	354	23,3	0,0	100
streichfähig	377	15,1	0,0	30
grob	326	19,4	0,0	30
Mortadella	345	12,4	0,0	25
Pfälzer Saumagen	212	10,0	6,0	30
Plockwurst	319	20,5	0,0	30
Rauch-/Bündnerfleisch	236	37,5	0,0	20
Rotwurst, Thüringer Art	178	19,9	0,0	30
Salami	328	20,6	0,0	25
Schinkenwurst	263	12,7	0,0	25
Schwartenmagen	284	16,5	0,0	30
Schweineschinken, geräuch.	280	34,0	0,0	20
Kochschinken	125	22,5	0,0	30
Speck, durchwachsen	621	9,1	0,0	30
Bauchspeck, geräuch.	372	18,0	0,0	30
Sülze und Aspik	217	15,0	0,8	30
Teewurst	403	15,0	0,2	30
Rügenwalder Art	360	15,6	0,5	30
Zungenwurst	286	17,3	1,4	30
Zwiebelwurst	456	9,9	0,3	30

Ballast-stoffe g	gesamt g	Fette EUFS g	MUFS g	Chole-sterin mg	Harn-säure mg	Koch-salz g
0,0	**42,2**	19,4	0,5	**111**	70	**5,2**
0,2	28,6	13,0	1,7	137	125	1,2
0,1	**34,0**	0,0	3,5	205	145	3,0
0,1	29,2	14,6	1,9	226	150	2,1
0,0	26,9	12,6	1,6	142	155	2,0
0,0	30,9	14,5	1,9	169	150	1,8
0,0	28,3	13,0	1,2	**95**	125	**6,0**
0,0	**34,5**	15,8	1,5	91	120	2,8
0,1	26,9	12,4	1,1	100	130	4,0
0,0	32,8	15,0	1,5	90	96	1,6
1,0	16,4	7,5	0,7	40	105	3,0
0,0	26,3	12,1	1,2	110	105	3,5
0,0	9,5	4,4	0,5	100	100	**5,3**
0,0	10,9	5,0	0,4	75	170	1,5
0,0	27,3	12,6	1,1	120	104	**5,0**
0,0	23,6	10,8	1,0	107	105	**4,0**
0,0	24,0	11,0	1,0	90	95	1,9
0,0	16,0	7,4	0,6	110	150	3,8
0,0	3,7	1,8	0,3	60	131	2,3
0,0	**65,0**	29,4	3,4	90	70	**4,5**
0,0	**33,3**	15,4	2,6	80	127	**3,6**
0,1	17,1	7,9	0,7	83	130	1,2
0,1	**38,0**	17,5	1,5	86	85	3,0
0,0	32,8	15,0	1,5	90	130	**4,3**
0,2	24,1	11,0	1,0	85	85	2,6
0,1	**46,1**	21,0	1,8	56	105	1,3

100 g verzehrsfertiger Lebensmittel enthalten:

	Energie	Protein	KH	übliche Portion
	kcal	g	g	g
Fisch				
Aal	280	15,0	0,0	150
Barsch	81	18,5	0,0	150
Forelle	102	19,5	0,0	150
Hecht	82	18,4	0,0	150
Heilbutt, weiß	101	20,0	0,0	150
Heilbutt, schwarz	140	13,0	0,0	150
Hering	233	18,2	0,0	100
Kabeljau (Dorsch)	76	17,7	0,0	150
Karpfen	115	18,0	0,0	150
Lachs	202	20,0	0,0	150
Makrele	182	18,7	0,0	150
Renke (Felchen)	100	17,8	0,0	150
Rotbarsch	105	18,2	0,0	150
Sardelle	101	20,1	0,0	5
Sardine	124	19,4	0,0	100
Schellfisch	72	17,9	0,0	150
Scholle	86	17,1	0,0	150
Schwertfisch	117	19,4	0,0	150
Seehecht	92	17,2	0,0	150
Seelachs (Köhler)	81	18,3	0,0	150
Alaska pollack	74	16,7	0,0	150
Seezunge	83	17,5	0,0	150
Thunfisch	226	21,5	0,0	150
Wels (Waller)	163	15,3	0,0	150
Zander	83	19,2	0,0	150

Ballast-stoffe g	gesamt g	Fette EUFS g	MUFS g	Chole-sterin mg	Harn-säure mg	Koch-salz g
0,0	**24,5**	9,7	3,3	**142**	65	0,2
0,0	0,8	0,1	0,1	**72**	**130**	0,1
0,0	2,7	0,6	0,8	56	**297**	0,1
0,0	0,9	0,2	0,4	63	**140**	0,2
0,0	2,3	0,3	1,2	41	**178**	0,2
0,0	**9,8**	1,8	5,0	65	**100**	0,2
0,0	**17,8**	6,5	6,5	77	**210**	0,3
0,0	0,6	0,1	0,2	47	**109**	0,2
0,0	4,8	2,0	1,3	**75**	**160**	0,1
0,0	**13,6**	4,9	4,8	43	**170**	0,1
0,0	**11,9**	3,7	3,6	**76**	**145**	0,2
0,0	3,2	0,8	1,1	**83**	**270**	0,2
0,0	3,6	1,1	1,4	**80**	**240**	0,2
0,0	2,3	0,5	0,6	330	230	0,3
0,0	5,2	1,2	2,2	45	**345**	0,3
0,0	0,6	0,1	0,2	62	**138**	0,3
0,0	1,9	0,6	0,5	63	**93**	0,3
0,0	4,4	1,7	1,2	39	**140**	0,2
0,0	2,5	0,6	0,8	60	**120**	0,2
0,0	0,9	0,2	0,2	**71**	**163**	0,2
0,0	0,8	0,2	0,2	**65**	**140**	0,2
0,0	1,4	0,1	0,4	50	**131**	0,3
0,0	**15,5**	3,6	5,4	**100**	**257**	0,1
0,0	**11,3**	2,7	2,2	**150**	**110**	0,1
0,0	0,7	0,1	0,2	30	**110**	0,1

100 g verzehrsfertiger Lebensmittel enthalten:	Energie	Protein	KH	übliche Portion
	kcal	g	g	g
Krusten- und Weichtiere				
Auster, ausgelöst	66	9,0	4,8	100
Hummer, ausgelöst	81	15,9	0,0	100
Krabben	94	18,5	1,5	100
Languste (Scampi)	84	17,2	1,3	100
Miesmuschel, ausgelöst	51	9,8	0,0	100
Nordseegarnele, ausgelöst	87	18,5	0,0	100
Shrimps, ausgelöst	73	16,5	0,0	100
Tiefseegarnele in Dosen	94	20,8	0,0	100
Tintenfisch	72	16,0	0,0	100
Fischwaren und -gerichte				
Aal, geräuchert	328	17,9	0,0	50
Bückling	224	21,2	0,0	125
Fischfrikadelle, gebraten	235	11,5	15,5	150
Fischstäbchen, fritiert	208	13,1	17,4	125
Forellenfilet, geräuchert	167	31,7	0,0	125
Heilbutt, geräuchert	223	17,3	0,0	125
Hering, Bismarck-	210	16,5	0,0	100
Brathering	216	16,8	3,0	125
Matjes	267	16,0	0,0	80
Filet in Tomatensoße	204	14,8	2,4	100
Rollmops	203	16,0	1,1	125
Heringssalat	248	5,0	3,0	100
Heringsstipp	287	9,0	2,0	100
Kabeljaufilet, paniert	218	14,9	16,5	150
Kaviar, echter	244	26,1	0,0	5

Ballast-stoffe g	gesamt g	Fette EUFS g	MUFS g	Chole-sterin mg	Harn-säure mg	Koch-salz g
0,0	1,2	0,1	0,2	**123**	90	0,5
0,0	1,9	0,5	0,3	**135**	**120**	0,7
0,0	1,5	0,4	0,6	**160**	**150**	0,4
0,0	1,1	0,2	0,5	**140**	60	0,5
0,0	1,3	0,2	0,3	**126**	**112**	0,8
0,0	1,4	0,4	0,4	**144**	**147**	0,4
0,0	0,8	0,2	0,3	**200**	**145**	1,0
0,0	1,2	0,4	0,4	**200**	**225**	**2,5**
0,0	0,9	0,3	0,2	**275**	**110**	1,0
0,0	**28,5**	13,3	3,3	160	78	1,2
0,0	**15,5**	5,1	7,0	**90**	**220**	**1,6**
1,0	**14,1**	4,0	2,0	50	**105**	1,2
1,0	**9,5**	2,5	1,5	50	**110**	**0,8**
0,0	4,5	1,3	1,4	**89**	**300**	**2,4**
0,0	**17,1**	5,2	7,1	77	**180**	**1,2**
0,0	**16,0**	5,8	5,8	**75**	**200**	**2,5**
0,0	**15,2**	5,5	5,6	**86**	**170**	**1,4**
0,3	**22,6**	8,2	8,5	80	**219**	**6,4**
0,7	**15,0**	5,5	5,7	50	**173**	**1,3**
0,2	**15,0**	5,5	5,6	**80**	**130**	**3,0**
0,0	**24,0**	7,0	4,0	20	90	**2,2**
0,0	**27,0**	6,5	4,5	20	85	**1,4**
1,0	**10,3**	3,5	1,5	30	**140**	0,2
0,0	15,5	N	N	300	144	4,7

100 g verzehrsfertiger Lebensmittel enthalten:	Energie	Protein	KH	übliche Portion
	kcal	g	g	g
Lachs, geräuchert	288	28,4	0,0	50
Makrele, geräuchert	222	20,7	0,0	50
Sardelle, gesalzen	88	17,5	0,0	5
Sardine, Konserve in Öl	222	24,0	0,0	25
Schillerlocken	300	21,0	0,0	100
Schlemmerfilet	179	14,0	6,0	200
Scholle, paniert	271	14,4	9,5	125
gefüllt	200	13,0	10,0	200
Seelachs in Öl	150	19,5	0,0	50
Seelachsfilet, paniert	167	17,0	7,0	150
Sprotten, geräuchert	243	19,4	0,0	50
Thunfisch, Konserve in Öl	283	23,8	0,0	50
Tintenfisch, paniert	298	11,4	3,8	125
Pflanzliche Öle und Fette				
Distelöl (Safloröl)	900	0,0	0,0	1 EL 12
Leinöl	900	0,0	0,0	1 EL 12
Maiskeimöl	900	0,0	0,0	1 EL 12
Olivenöl	900	0,0	0,0	1 EL 12
Palmöl	900	0,0	0,0	1 EL 12
Rapsöl	900	0,0	0,0	1 EL 12
Sojaöl	900	0,0	0,0	1 EL 12
Sonnenblumenöl	900	0,0	0,0	1 EL 12
Traubenkernöl	900	0,0	0,0	1 EL 12
Walnußöl	900	0,0	0,0	1 EL 12
Weizenkeimöl	900	0,0	0,0	1 EL 12
Pflanzenmargarine	722	0,2	0,4	20

Ballast-stoffe g	gesamt g	Fette EUFS g	MUFS g	Cholesterin mg	Harnsäure mg	Kochsalz g
0,0	19,4	7,0	6,8	60	**235**	**4,5**
0,0	15,5	4,9	4,1	105	**190**	0,7
0,0	2,0	0,4	0,7	11	160	**12,0**
0,0	14,0	3,2	4,7	140	**480**	0,9
0,0	**24,0**	7,3	7,0	**100**	120	**1,8**
0,5	**11,0**	2,0	2,0	**90**	120	**1,6**
0,4	**19,5**	5,5	3,8	**113**	120	0,6
0,5	**12,0**	2,5	2,8	**80**	120	**0,8**
0,0	8,0	0,0	3,0	40	**145**	**7,3**
0,5	7,9	2,8	1,0	55	**150**	**1,2**
0,0	18,4	5,0	5,4	110	**800**	**1,5**
0,0	**20,9**	4,5	9,0	50	**290**	0,6
0,2	**26,4**	13,0	2,5	**100**	48	0,4
0,0	**100,0**	11,5	75,3	0	0	0,0
0,0	**100,0**	18,2	68,1	7	0	0,0
0,0	**100,0**	29,0	53,2	0	0	0,0
0,0	**100,0**	73,6	8,9	0	0	0,0
0,0	**100,0**	37,6	10,6	1	0	0,0
0,0	**100,0**	59,6	33,3	2	0	0,0
0,0	**100,0**	20,9	61,9	2	0	0,0
0,0	**100,0**	21,0	63,1	0	0	0,0
0,0	**100,0**	16,8	66,4	0	0	0,0
0,0	**100,0**	15,8	71,3	1	0	0,0
0,0	**100,0**	15,2	64,1	0	0	0,0
0,0	**80,0**	27,5	26,0	7	0	0,3

100 g verzehrsfertiger Lebensmittel enthalten:	Energie	Protein	KH	übliche Portion
	kcal	g	g	g
Standardmargarine	722	0,2	0,4	20
Halbfettmargarine	368	1,6	0,4	20
Diätmargarine	722	0,2	0,2	20
Diät-Halbfettmargarine	362	0,2	0,2	20
Mayonnaise, 80 % Fett	748	1,5	0,0	1 EL 12
Remoulade, 50 % Fett	472	0,5	5,0	1 EL 12
Salatcreme, 35 % Fett	364	1,0	9,0	1 EL 12
Salatmayonnaise, 50 % Fett	497	0,5	9,0	1 EL 12
Fritierfett	900	0,0	0,0	1 EL 12
Kokosfett	900	0,0	0,0	1 EL 12
Palmkernfett	900	0,0	0,0	1 EL 12
Sheafett (Sheabutter)	900	0,0	0,0	1 EL 12
Tierische Fette				
Butter	752	0,7	0,3	20
Butter, halbfett	385	4,8	0,3	20
Kräuterbutter	661	0,6	0,5	20
Butterschmalz	897	0,3	0,0	1 EL 10
Gänseschmalz	900	0,0	0,0	1 EL 10
Rindertalg	878	0,8	0,0	1 EL 10
Schweineschmalz	900	0,0	0,0	1 EL 10
Soßen und Würzmittel				
Barbecuesoße	71	1,8	12,0	1 EL 20
Bratensoße, Rindfleisch	70	3,4	5,0	4 EL 25
Schweinefleisch	119	2,2	5,0	4 EL 25
aus Trockenprodukt	46	1,3	5,2	4 EL 25
Brühe, gekörnt	197	24,0	5,0	1 EL 10

Ballast-stoffe g	gesamt g	Fette EUFS g	MUFS g	Chole-sterin mg	Harn-säure mg	Koch-salz g
0,0	**80,0**	29,5	21,0	115	0	0,2
0,0	40,0	10,1	17,5	4	0	1,0
0,0	**80,0**	10,9	46,7	1	0	0,1
0,0	40,0	5,0	24,0	0	0	0,1
0,0	**82,5**	15,0	50,0	70	1	1,2
0,0	50,0	15,0	10,0	60	12	1,1
0,0	36,0	10,0	10,0	45	12	1,7
0,0	51,0	9,5	31,0	50	12	1,3
0,0	**100,0**	34,0	12,0	30	0	0,0
0,0	**100,0**	6,7	1,6	1	0	0,0
0,0	**100,0**	13,8	2,4	2	0	0,0
0,0	**100,0**	45,3	7,0	0	0	0,9
0,0	**83,2**	22,0	3,0	250	0	0,0
0,0	40,5	12,5	1,6	120	0	0,0
0,0	**73,0**	22,0	2,9	200	0	0,8
0,0	**99,5**	27,4	3,7	285	0	0,1
0,0	**100,0**	57,5	10,9	100	0	0,0
0,0	**97,2**	42,2	4,5	94	0	0,0
0,0	**100,0**	44,5	11,3	85	0	0,0
0,2	1,8	0,7	0,7	0	26	2,1
0,0	4,0	0,9	0,3	10	15	0,9
0,0	10,0	6,0	0,3	40	15	1,0
0,0	2,2	0,7	0,1	0	10	1,4
0,0	9,0	3,0	1,0	10	135	**62,0**

100 g verzehrsfertiger Lebensmittel enthalten:	Energie	Protein	KH	übliche Portion
	kcal	g	g	g
Brühe, Instantpulver	240	23,0	10,0	1 EL 10
Brühwürfel, fettreich	337	22,0	6,0	10
Curryketchup	183	0,3	45,0	1 EL 20
Essig	4	0,4	0,6	1 EL 15
Hackfleischsoße, ital.	57	3,5	4,0	125
Kräutersalz	21	1,2	3,6	1 TL 5
Maggiwürze	223	25,0	15,0	1 SP 1
Meerrettichsoße	158	2,5	18,0	1 EL 20
Pesto	571	14,0	1,7	1 EL 25
Salatsoße, französisch	342	1,5	12,0	1 EL 25
italienisch	262	1,5	10,0	1 EL 25
mit Joghurt	192	1,5	10,5	1 EL 25
Thousand Islands	296	1,5	14,0	1 EL 25
Senf, scharf	102	6,0	6,0	1 TL 10
süß	104	5,5	8,0	1 TL 10
Sojasoße	70	7,1	9,0	1 TL 10
Speisesalz	0	0,0	0,0	1 TL 5
Tomatenketchup	107	2,0	24,0	1 EL 20
Tomatenmark	48	2,3	8,5	1 EL 10
Tomatensoße, ital.	45	0,8	2,6	1 EL 10
Vinaigrette	649	0,1	0,1	1 EL 15
Worcestersoße	140	3,1	26,8	1 SP 1
Zigeunersoße	61	1,0	12,0	1 EL 25
Zutaten				
Backpulver	100	0,1	25,0	1 P 17
Gelatine	338	84,2	0,0	6 BL 12

Ballast-stoffe g	Fette gesamt g	EUFS g	MUFS g	Chole-sterin mg	Harn-säure mg	Koch-salz g
0,0	12,0	4,0	1,0	10	135	**62,0**
0,0	25,0	9,0	2,0	20	105	**48,3**
0,5	0,2	0,1	0,0	0	70	**5,0**
0,0	0,0	0,0	0,0	0	0	0,1
0,7	3,0	1,4	0,2	10	50	0,3
1,7	0,2	0,0	0,1	0	0	**88,0**
0,0	7,0	3,0	0,2	0	135	**15,0**
2,5	8,4	3,6	3,2	14	9	2,3
0,5	**56,5**	35,0	7,1	25	N	5,6
0,4	32,0	10,0	15,0	0	2	1,9
0,5	24,0	8,0	12,0	0	16	1,9
0,5	16,0	4,0	8,0	10	15	1,9
0,5	26,0	9,0	10,0	0	5	1,9
1,0	6,0	3,5	1,5	0	30	6,3
1,0	5,5	2,8	1,4	0	30	3,2
0,0	0,6	0,2	0,3	0	41	**15,2**
0,0	0,0	0,0	0,0	0	0	**99,0**
0,9	0,3	Sp	0,1	0	75	3,0
1,0	0,5	0,1	0,2	0	90	1,5
0,6	3,5	1,9	0,3	2	15	0,2
0,0	**72,0**	14,0	45,0	0	0	3,0
3,0	2,3	0,6	0,8	0	65	5,1
0,5	1,0	0,2	0,5	0	45	2,3
0,0	0,0	0,0	0,0	0	0	0,0
0,0	0,1	0,0	0,0	0	15	0,1

100 g verzehrsfertiger Lebensmittel enthalten:	Energie	Protein	KH	übliche Portion
	kcal	g	g	g
Hefe	78	16,7	0,0	1 P 42
Puddingpulver	377	0,6	92,0	1 P 43
Tortengußpulver	346	0,3	86,0	1 P 13
Fertigsalate				
Eiersalat	328	6,0	4,0	100
Fleischsalat	363	4,5	3,0	100
Fleischwurstsalat mit Öl	268	12,1	1,1	100
Kartoffelsalat mit Mayonnaise	121	4,0	15,0	100
Krautsalat	53	1,1	3,2	100
Nudelsalat	137	4,5	20,1	100
Pußtasalat	211	10,3	1,7	100
Wurst-Käsesalat	313	17,6	1,3	100
Suppen und Eintöpfe				
Bohneneintopf, weiß	138	6,5	18,5	250
Bohnensuppe, grün	44	2,0	4,5	250
Bouillabaisse	80	6,2	1,9	200
Erbseneintopf mit Wurst	105	5,6	7,5	250
Fleischbrühe (Bouillon)	36	2,9	0,7	250
Gemüsebrühe	3	0,3	0,2	250
Gemüsesuppe, ital.	80	3,3	4,5	250
Gulaschsuppe	57	3,9	3,4	250
Hühnerbrühe, klar	1	0,2	0,1	250
Irish Stew	85	4,9	7,0	250
Kartoffelsuppe	65	2,0	7,0	250
Lauchcremesuppe	49	1,5	5,5	150
Linseneintopf	74	4,8	11,3	250

Ballast-stoffe g	gesamt g	Fette EUFS g	MUFS g	Chole-sterin mg	Harn-säure mg	Koch-salz g
6,2	1,2	N	N	0	**680**	0,1
0,5	0,7	0,1	0,4	0	0	0,8
1,7	0,1	0,0	0,0	0	0	0,0
0,3	**32,0**	9,0	10,0	**350**	25	**1,2**
0,1	**37,0**	11,0	12,0	85	60	**1,8**
0,5	**23,9**	9,4	3,6	51	70	**2,5**
1,8	5,0	1,5	1,0	5	16	**2,4**
2,0	4,0	1,1	1,7	0	18	**1,1**
1,8	4,3	1,3	1,0	14	17	0,4
0,7	**18,1**	6,9	3,8	43	46	**2,3**
0,3	**26,4**	9,7	2,5	68	50	**2,5**
2,6	4,2	1,2	0,5	5	24	**0,6**
1,0	2,0	0,5	0,6	0	15	**1,0**
0,7	5,3	1,4	1,6	20	60	**2,7**
4,0	**5,8**	2,0	1,0	14	40	**1,0**
0,3	2,4	0,5	0,5	7	4	**0,7**
0,0	0,1	0,0	0,0	0	3	**1,3**
1,7	**5,4**	1,7	1,2	8	29	**0,4**
0,6	3,1	1,4	0,2	11	24	**0,4**
0,0	0,0	0,0	0,0	0	3	**0,6**
0,3	**4,2**	1,5	0,6	15	40	**0,6**
1,0	3,2	0,4	1,0	9	11	**1,0**
0,6	2,3	0,7	0,4	3	6	0,5
1,3	1,1	0,2	0,3	10	40	**1,1**

100 g verzehrsfertiger Lebensmittel enthalten:	Energie	Protein	KH	übliche Portion
	kcal	g	g	g
Linsensuppe	25	2,0	4,1	250
Nudelsuppe	26	1,1	5,0	250
Ochsenschwanzsuppe, geb.	68	2,1	3,4	250
Pichelsteiner	64	4,5	8,0	250
Rindfleischsuppe	70	7,7	1,1	250
Spargelcremesuppe	49	1,6	3,9	250
Tomatencremesuppe	23	0,5	2,3	250
Zwiebelsuppe	39	0,6	3,5	250
Nudelgerichte				
Cannelloni	106	5,6	9,1	250
Käsespätzle	260	10,6	22,0	250
Lasagne	165	8,1	14,1	250
Maultaschen, schwäbisch	163	6,4	23,0	250
Pasta asciutta	71	2,8	9,1	250
Ravioli mit Tomatensoße	87	3,1	12,5	250
Spaghetti mit Tomatensoße	126	3,9	20,0	250
Spaghetti Bolognese	212	8,5	25,5	250
Spätzle	164	4,6	25,0	250
Tortellini	149	6,3	23,0	250
Nachspeisen				
Ananaskaltschale	51	0,1	12,6	125
Buttermilchkaltschale	61	3,5	10,4	200
Götterspeise	124	4,0	21,5	125
Grießpudding	72	2,0	7,3	125
Karamelpudding	74	1,6	13,0	125
Milchreis mit Zucker/Zimt	157	3,7	22,3	125

Ballast-stoffe	Fette gesamt	Fette EUFS	MUFS	Chole-sterin	Harn-säure	Koch-salz
g	g	g	g	mg	mg	g
1,0	0,1	0,0	0,1	0	15	**0,5**
0,2	0,2	0,0	0,0	3	3	**1,5**
0,2	**5,1**	2,3	0,3	6	20	0,3
2,0	1,5	0,6	0,2	10	29	0,2
0,9	3,9	1,7	0,2	21	15	**0,8**
0,2	3,0	1,1	0,7	2	4	0,2
0,6	1,3	0,4	0,1	4	5	0,2
0,3	2,5	0,7	0,1	7	3	0,2
1,1	**5,3**	2,0	0,4	**202**	36	0,3
0,8	**14,4**	4,1	0,8	**140**	18	**1,0**
0,8	**8,5**	2,9	0,5	**61**	20	**0,4**
0,5	**5,0**	1,2	1,0	**85**	50	**1,1**
0,7	2,6	0,7	0,8	26	35	0,3
0,6	2,7	0,8	0,3	**200**	36	**1,1**
1,5	3,4	0,8	1,7	23	22	**0,6**
1,6	**8,5**	3,3	0,7	39	40	**0,4**
2,3	**5,1**	2,0	1,2	**210**	10	0,2
1,7	3,5	1,6	0,4	**60**	30	**1,0**
0,1	0,0	0,0	0,0	0	2	0,0
0,0	0,6	0,2	Sp	3	3	0,1
0,3	2,4	0,7	0,3	10	5	0,0
0,2	3,9	1,3	0,4	33	7	0,0
0,0	1,7	0,5	0,1	11	1	0,1
0,3	5,9	1,6	0,2	18	5	0,4

100 g verzehrsfertiger Lebensmittel enthalten:	Energie	Protein	KH	übliche Portion
	kcal	g	g	g
Obstsalat	88	0,6	20,6	125
Quarkspeise, süß	151	4,1	14,9	125
Rote Grütze	122	0,4	30,0	125
Schokoladenmousse	332	7,3	52,2	125
Schokoladenpudding	116	2,9	18,0	125
Vanillepudding	111	2,9	17,4	125
Vanillesoße	107	4,3	12,9	125
Weincreme	129	2,1	15,3	125
Weitere Gerichte				
Hamburger, einfach	258	11,9	28,4	100
Big Mac	256	13,5	18,0	200
Cheeseburger	264	14,0	25,0	120
Camembert, gebacken	254	13,7	14,2	125
Crêpes Suzette	216	3,6	20,7	125
Dampfnudeln	90	2,1	12,7	100
Frühlingsrolle	258	13,9	24,6	150
Germknödel	323	6,6	31,8	150
Nasi Goreng	224	8,4	25,0	200
Paella	175	10,3	17,3	200
Pfannkuchen	71	2,6	9,7	200
Pizza	275	9,5	27,9	300
Pizzabaguette	242	8,0	32,8	125
Quiche Lorraine	183	6,0	7,5	200
Toast Hawaii	301	13,8	18,1	150
Zaziki	66	8,5	4,8	125
Zwiebelkuchen	232	4,6	12,3	150

Ballast-stoffe	Fette gesamt	EUFS	MUFS	Chole-sterin	Harn-säure	Koch-salz
g	g	g	g	mg	mg	g
2,3	0,3	0,1	0,1	0	15	0,0
0,4	**8,3**	3,0	0,3	18	7	0,1
1,5	0,1	0,0	0,0	5	9	0,0
1,5	**10,4**	3,9	0,7	**200**	5	0,1
0,4	3,6	1,4	0,1	9	3	0,1
0,4	3,3	1,0	0,3	15	0	0,2
0,0	4,2	1,5	0,3	**88**	0	0,1
0,1	6,6	1,9	0,3	64	2	0,0
0,5	**10,7**	3,5	2,6	26	72	**1,3**
0,5	**14,4**	5,5	1,2	40	**68**	**1,2**
0,5	**12,0**	4,0	2,5	32	50	**1,7**
1,3	**15,8**	4,5	0,8	**133**	10	**1,3**
0,9	**13,2**	3,8	0,7	**117**	9	0,1
0,3	3,4	1,1	0,8	10	47	0,1
2,3	**11,5**	3,9	3,0	28	60	**2,9**
2,0	**18,8**	3,5	5,2	45	50	0,1
0,7	**10,0**	1,8	0,7	22	**80**	**0,7**
2,7	**7,2**	3,5	0,9	32	**90**	0,4
0,2	2,4	0,8	0,4	29	14	0,1
2,0	**13,9**	7,1	1,2	16	55	**1,4**
2,0	**8,8**	3,0	2,0	10	37	**1,3**
0,2	**14,3**	4,8	0,9	**99**	10	**0,8**
1,0	**19,3**	5,8	1,1	65	50	**1,4**
0,5	1,4	0,4	0,1	5	3	**0,9**
1,6	**18,3**	6,1	1,3	**95**	16	**0,8**

Literatur

Biesalski, H.K., Fürst, P., Kasper, H., Kluthe, R., Pölert, W., Puchstein, Ch., Stähelin, H.B.: *Ernährungsmedizin.* Georg Thieme Verlag, Stuttgart (1995)

BGVV: *Bundeslebensmittelschlüssel* BLS II. 2 Berlin (1994)

DGE: *Empfehlungen für die Nährstoffzufuhr.* 5. Überarbeitung. Umschau Buchverlag, Frankfurt (1995)

Diätverband: *Grüne Liste.* Editio Cantor Verlag, Aulendorf (1995)

Heseker, B., Heseker, H.: *Die aktuelle Umschau Nährwert- und Kalorientabelle.* Umschau Buchverlag, Frankfurt (1993)

Heseker, B., Heseker, H.: *Nährstoffe in Lebensmitteln.* Umschau Zeitschriftenverlag, Frankfurt (1993)

Holland, B., Welch, A.A., Unwin, I.D., Buss, D.H., Paul, A.A., Southgate, D.A.T.: *McCane-Widdowson's The Composition of Foods.* 5. Auflage. Royal Society of Chemistry, Cambridge (1991)

Kalorien mundgerecht. 9. Auflage. Umschau Buchverlag, Frankfurt (1995)

Montag. A., Kölling, I., Jänicke, S., Benkmann, R., Lou, S.N.: *Zur Kenntnis des Purinbasengehaltes in Lebensmitteln.* Akt. Ernähr. 14: 243–247 (1989)

Renner, E., Renz-Schauen, A.: *Nährwerttabellen für Milch und Milchprodukte.* Verlag B. Renner, Gießen (1992)

Souci, S.W., Fachmann, W., Kraut, H.: *Die Zusammensetzung der Lebensmittel.* 5. Auflage. Medpharm Scientific Publ., Stuttgart (1994)

Wolfram, G., Colling, M: *Gesamtpuringehalt in ausgewählten Lebensmitteln.* Z. Ernähr. Wiss. 26: 205–213 (1987)

Register

Aal 70, 72
Acerola 34
Alaska pollack 70
Alfalfasprossen 30
Allgäuer Hartkäse 54
Ananas 34
Ananaskaltschale 82
Apfel 34
Apfelkuchen 20
Apfelmus 34
Apfelsaft 44
Apfelsaftgetränk 44
Apfelsine 34
Apfelstrudel 20
Apfelwein 48
Aprikose 34
Artischocke 24
Artischockenböden 24
Aspik 68
Aubergine 24
Auster 72
Austernpilz 32
Avocado 34
Backobst 34
Backpulver 78
Baguette 14
Bambussprossen 30
Banane 34
Barbecuesoße 76
Barsch 70
Basilikum 30
Bauchspeck 68
Bauernleberwurst 68
Baumstachelbeere 34
Berliner 20
Bienenstich 20
Bier 46

Bierschinken 66
Bierwurst 66
Big Mac 84
Birne 34
Birnenkompott 34
Biskuitrolle 20
Bismarckhering 72
Bitterlimonade 46
Blauschimmelkäse 54
Blätterteig 20
Bleichsellerie 24
Blumenkohl 24
Blutwurst 66
Bockwurst 64
Bohnen, dick 24
Bohnen, grün 24
Bohnen, reif 30
Bohneneintopf 80
Bohnenkaffee 46
Bohnensprossen 30
Bohnensuppe 80
Bonbon 42
Bouillabaisse 80
Bouillon 80
Bratensoße 76
Brathering 72
Bratkartoffeln 32
Bratwurst 64
Breslauer 66
Briekäse 54
Broccoli 24
Brombeere 34
Brot 14
Brötchen 14
Brühe 76
Brühwürfel 78
Buchweizen 12
Buchweizengrütze 12
Buchweizenmehl 12
Bückling 72

Bündnerfleisch 68
Butter 76
Butterkäse 54
Butterkeks 18
Buttermilch 50
Buttermilchkaltschale 82
Butterschmalz 76
Cabanossi 66
Camembert 54, 84
Cannelloni 82
Cashewnuß 38
Cervelatwurst 66
Champignon 32
Cheeseburger 84
Chicoree 24
Chinakohl 24
Cognac 50
Colagetränk 44
Cola-Mixgetränk 44
Corned Beef 66
Cornflakes 22
Cornichons 26
Cremeeis 40
Crème fraîche 50
Crêpes Suzette 84
Croissant 14
Curryketchup 76
Currywurst 64
Dampfnudel 84
Dattel 34
Diätbier 48
Diätfrüchtequark 52
Diät-Halbfettmargarine 76
Diätlimonade 46
Diätmargarine 76
Diätnektar 46
Diätspeiseeis 40
Dickmilch 50
Dinkel 12
Distelöl 74

Donauwelle 20
Doppelbockbier 48
Doppelkeks 18
Dorsch 70
Edamer 54
Ei 58
Eichblattsalat 24
Eierlikör 48
Eiersalat 80
Eierteigwaren 24
Eigelb 58
Eiklar 58
Eis 40
Eisbergsalat 24
Eiscreme 40
Eiskaffee 40
Eistorte 40
Emmentaler 54
Endiviensalat 24
Ente 62
Entenei 58
Entenleber 62
Erbsen, grün 24
Erbsen, reif 30
Erbseneintopf 80
Erdbeere 34
Erdbeer-Sahnetorte 20
Erdnuß 38
Erdnußflips 18
Erdnußlocken 18
Essig 78
Eßkastanie 38
Fasan 62
Federweißer 48
Feige 34
Feldsalat 26
Fenchel 26
Feta 56
Fischfrikadelle 72
Fischstäbchen 72

Fleischbrühe 80
Fleischkäse 64
Fleischsalat 80
Fleischwurst 66
Fleischwurstsalat 80
Forelle 70
Forellenfilet 72
Frankfurter Würstchen 64
Frikadelle 64
Frischkäse 54
Fritierfett 76
Frosties 22
Fruchtdickmilch 52
Frucheis 40
Fruchtgummi 42
Fruchtjoghurt 52
Fruchtsaftlikör 48
Fruchtzucker 44
Fruchtzwerg 50
Früchtequark 52
Früchtetee 46
Frühlingsrolle 84
Frühlingszwiebel 26
Gans 62
Gänseschmalz 76
Geflügelwurst 66
Gelatine 78
Gelbwurst 66
Gelee 42
Gemüsebrühe 80
Gemüsesaft 44
Gemüsesuppe 80
Germknödel 84
Gerste 12
Getreideflocken 22
Glühwein 48
Gorgonzola 56
Götterspeise 82
Gouda 56
Granatapfel 34

Grapefruit 34
Grapefruitsaft 44
Graubrot 16
Graupen 12
Grießpudding 82
Grünkern 12
Grünkernmehl 12
Grünkernschrot 12
Grünkohl 26
Guave 36
Gugelhupf 20
Gulaschsuppe 80
Gummibärchen 42
Gurken 26
Hackbraten 64
Hackfleisch 60
Hackfleischsoße 78
Hafer 12
Haferflakes 22
Haferflocken 12
Hähnchen, gegrillt 64
Hähnchenkeule 64
Hähnchenschnitzel 64
Halbfettbutter 76
Halbfettmargarine 76
Hamburger 84
Hammelfleisch 58
Hartkaramelle 42
Haselnuß 40
Haselnußmehl 40
Hasenfleisch 58
Hecht 70
Hefe 80
Hefestückchen 20
Hefeteigschnecke 20
Hefezopf 20
Heidelbeere 36
Heilbutt 70, 72
Hering 70
Hering i. Tomatensoße 72

Heringssalat 72
Heringsstipp 72
Himbeere 36
Hirschfleisch 58
Hirse 12
Hirsemehl 12
Honig 42
Honigmelone 38
Honigpops 22
Huhn 62
Hühnerbrühe 80
Hühnerleber 62
Hühnchenteile, fritiert 64
Hummer 72
Hüttenkäse 56
Instantkaffee 46
Irish Stew 80
Jagdwurst 66
Jarlsberg 56
Joghurt 52
Johannisbeere 36
Johannisbeernektar 46
Kabeljau 70, 72
Kaffee-Ersatz 46
Kaffeesahne 50
Kaffeeweißer 50
Kakaogetränkpulver 42
Kakaopulver 42
Kakaotrunk 50
Kaki 36
Kaktusfeige 36
Kalbfleisch 58
Kalbsbries 60
Kalbsgeschnetzeltes 64
Kalbshaxe 64
Kalbsleber 60
Kalbsleberwurst 68
Kalbsniere 60
Kaninchenfleisch 60
Kapstachelbeere 36

Karamelpudding 82
Karotte (Möhre) 26
Karpfen 70
Kartoffel 32
Kartoffelbrei 32
Kartoffelchips 18
Kartoffelklöße 32
Kartoffelkroketten 32
Kartoffelpuffer 32
Kartoffelpüree 32
Kartoffelsalat 80
Kartoffelstärke 32
Kartoffelsticks 18
Kartoffelsuppe 80
Käsegebäck 18
Käsekuchen 20
Käsepastete 56
Käsesahnetorte 20
Käsespätzle 82
Kasseler 64
Kasseler Aufschnitt 66
Kaugummi 42
Kaviar 72
Kefir 52
Kekse 18
Kichererbsen 30
Kidneybohnen 30
Kinderschokolade 42
Kirsche 36
Kirschsaft 46
Kiwi 36
Klare Schnäpse 48
Kleiebrötchen 14
Knacker 64
Knäckebrot 16
Knoblauch 26
Knoblauchwurst 66
Knollensellerie 26
Kochschinken 68
Köhler 70

Kohlrabi 26
Kokosfett 76
Kokosmakrone 18
Kokosnuß 40
Kondensmilch 50
Konfitüre 42
Kopfsalat 26
Krabben 72
Kräcker 18
Krapfen 20
Kräuterbutter 76
Kräuterquark 54
Kräutersalz 78
Kräutertee 46
Krautsalat 80
Kresse 30
Kuhmilch 50
Kürbis 26
Lachs 70, 74
Lachsschinken 66
Lammfleisch 58
Landjäger 68
Languste 72
Lasagne 82
Lauch 26
Lauchcremesuppe 80
Laugenbrezel/-brötchen 16
Leberkäse 64
Leberpastete 68
Leberwurst 68
Lebkuchen 18
Leinöl 74
Leinsamen 40
Liköre 48
Limburger 56
Limonade 46
Limone 36
Linsen 30
Linseneintopf 80
Linsensuppe 82

Litschi 36
Löffelbiskuit 18
Lyonerwurst 66
Maasdamer 56
Maggiwürze 78
Malzbier 48
Mais 12
Maisgrieß (Polenta) 12
Maiskeimöl 74
Maismehl 12
Maisstärke 12
Makrele 70, 74
Mandarine 36
Mandeln 40
Mango 36
Mangold 26
Margarine 74
Marmorkuchen 20
Marone 38
Marzipan 42
Mascarpone 56
Matjes 72
Maultaschen 82
Mayonnaise 76
Meerrettichsoße 78
Mehrkornflocken 22
Mettwurst 68
Miesmuschel 72
Milch 50
Milchreis 82
Milchschnitte 42
Milchschokolade 42
Milchspeiseeis 40
Milchzucker 44
Mineralwasser 44
Mirabelle 36
Mirabellenkompott 36
Mohnsamen 40
Mohrenkopf 42
Möhre 26

Möhrensaft 46
Molke 50
Morchel 32
Mortadella 68
Most 48
Mozzarella 56
Multi-Vitamin-Nektar 46
Mungobohnen 30
Münsterkäse 56
Mürbeteiggebäck 18
Müsli 22
Müsliriegel 42
Napfkuchen 20
Nasi Goreng 84
Naturreis 12
Negerkuß 42
Nektarine 36
Nordseegarnele 72
Nudeln 24
Nudelsalat 80
Nudelsuppe 82
Nürnberger Würstchen 64
Nußkuchen 20
Nuß-Nougat-Creme 42
Nußsahnetorte 20
Nußschokolade 44
Obst 34
Obstboden 20
Obstbrände 50
Obstcocktail 36
Obstsalat 84
Ochsenschwanzsuppe 82
Ofen-Pommes frites 32
Olive 36
Olivenöl 74
Opuntie 36
Orange (Apfelsine) 34
Orangensaft 46
Orangensaftnektar 46
Paella 84

Palmkernfett 76
Palmöl 74
Paniermehl 16
Papaya 38
Paprika 26
Paranuß 40
Parmesan 56
Passionsfrucht 38
Pasta asciutta 82
Pastinake 26
Pekannuß 40
Pellkartoffel 32
Peperoni 26
Perlhuhn 62
Pesto 78
Petersilie 30
Pfälzer Saumagen 68
Pfannkuchen 84
Pfefferminzbonbon 42
Pfeffernuß 18
Pfefferschote 26
Pferdefleisch 60
Pfifferling 32
Pfirsich 38
Pflanzenmargarine 74
Pflaume 38
Pflaumenkompott 38
Pflaumenmus 42
Physalis 36
Pichelsteiner 82
Pils 46
Pilze 32
Pistazien 40
Pita 16
Pizza 84
Pizzabaguette 84
Plockwurst 68
Plunderstückchen 22
Polenta 12
Pommes frites 32

Popcorn 44
Porree (Lauch) 26
Portwein 48
Praline 44
Preiselbeere 38
Printen 18
Puddingpulver 80
Puffmais (Popcorn) 44
Puffreis 44
Pumpernickel 16
Pußtasalat 80
Pute 62
Putenleber 62
Putenschnitzel 64
Quark 52
Quarkspeise 84
Quiche Lorraine 84
Radicchio 26
Radieschen 26
Rapsöl 74
Rauchfleisch 68
Ravioli 82
Rehfleisch 60
Reineclaude 38
Reis 12
Reiscrispies 44
Reismehl 12
Reisstärke 12
Remoulade 76
Renke 70
Rettich 26
Rhabarber 28
Rhabarberkuchen 22
Rinderfilet 60
Rindergulasch 64
Rinderleber 60
Rinderroulade 64
Rindersteak 64
Rindertalg 76
Rinderzunge 60

Rindfleisch 60
Rindfleischsuppe 82
Rindswurst 64
Rippchen, gekocht 64
Roggen 14
Roggenbrot 16
Roggenbrötchen 14
Roggenfladenbrot 16
Roggenmehl 14
Roggenmischbrot 16
Roggenschrot 14
Roggenschrotbrot 16
Roggentoast 16
Roggenvollkornbrot 16
Rollmops 72
Roquefortkäse 56
Rosenkohl 28
Roséwein 48
Rosinen 38
Rosinenbrot 16
Rosinenbrötchen 14
Rösti 32
Rotbarsch 70
Rote Beete 28
Rote Grütze 84
Rote Rübe 28
Rotkohl 28
Rotwein 48
Rotwurst 66
Rumpswalder 68
Rührei 58
Rum 50
Rumpsteak 66
Saflöröl 74
Sago 14
Salami 68
Salatcreme 76
Salatmayonnaise 76
Salz 78
Salzgebäck 18

Salzgurke 26
Salzkartoffeln 32
Salzstangen 18
Sandkuchen 22
Sardelle 70, 74
Sardine 70, 74
Sauerkraut 28
Sauermilchkäse 56
Saure Sahne 52
Scampi 72
Schafskäse 56
Schaschlik 66
Scheibletten 56
Schellfisch 70
Schichtkäse 56
Schillerlocken 74
Schinken 68
Schinkenwurst 68
Schlagsahne 52
Schlemmerfilet 74
Schmalz 76
Schmand 52
Schmelzflocken 12
Schmelzkäse 56
Schnittlauch 30
Schnittsalat 28
Schoko-Croissant 14
Schokoladenkeks 18
Schokoladenkuchen 22
Schokoladenmousse 84
Schokoladenpudding 84
Schokoladen-Sahnetorte 22
Schokoriegel 44
Scholle 70, 74
Schwartenmagen 68
Schwarzwälder Kirsch 22
Schwarzwurzel 28
Schweinebauch 66
Schweinefleisch 60
Schweinehaxe 66

Schweinekotelett 66
Schweineleber 62
Schweineniere 62
Schweineschinken 68
Schweineschmalz 76
Schweineschnitzel 66
Schweinespeck 62
Schweinsohr 22
Schwertfisch 70
Sechskornbrot 16
Seehecht 70
Seelachs 70, 74
Seezunge 70
Semmel 14
Senf 78
Sekt 48
Sesamsamen 40
Sheafett 76
Sherry 48
Shrimps 72
Smacks 22
Softeis 42
Sojabohnen 30
Sojamehl 30
Sojaöl 74
Sojasoße 78
Sojasprossen 30
Sonnenblumenkerne 40
Sonnenblumenöl 74
Spaghetti Bolognese 82
Spaghetti mit Tomatensoße 82
Spargel 28
Spargelcremesuppe 28
Spätzle 82
Speck 68
Speisesalz 78
Spekulatius 18
Spiegelei 58
Spinat 28
Spritzgebäck 18

Sprossen 30
Sprotte 74
Stachelbeere 38
Standardmargarine 76
Steckrübe 28
Steinpilz 32
Stollen 22
Streuselkuchen 22
Sülze 68
Suppengrün 28
Suppenhuhn 62
Tatar 60
Taube 62
Tee, schwarz 46
Teewurst 68
Teigwaren 24
Thunfisch 70, 74
Tiefseegarnele 72
Tilsiter 58
Tintenfisch 72, 74
Toastbrot 16
Toast Hawaii 84
Tofu 30
Tomate 28
Tomatencremesuppe 82
Tomatenketchup 78
Tomatenmark 78
Tomaten-Paprika 26
Tomatensaft 46
Tomatensóße 78
Torteletts 22
Tortellini 82
Tortengußpulver 80
Traubenkernöl 74
Traubensaft 46
Traubenzucker 44
Vanilleeis 42
Vanillekipferl 18
Vanillepudding 84
Vanillesoße 84

Vanillinzucker 44
Vinaigrette 78
Vollkornbrot 16
Vollkornbrötchen 14
Vollkornkeks 18
Vollkornmüsli 22
Vollkornteigwaren 24
Vollkorntoast 16
Vorzugsmilch 50
Wachtel 62
Waffelkeks 18
Waffeln 22
Walnuß 40
Walnußöl 74
Wassermelone 38
Weichkaramelle 44
Weichkäse 58
Weinbrand 50
Weincreme 84
Weintraube 38
Weißbier 48
Weißbrot 16
Weißherbst 48
Weiße Rübe 28
Weiße Schokolade 44
Weißkohl 28
Weißwein 48
Weißwurst 66
Weizen 14
Weizenbier 48
Weizenbrot 16
Weizengrieß 14
Weizenflocken 14
Weizenkeime 14
Weizenkeimöl 74
Weizenkleie 14
Weizenmehl 14
Weizenmischbrot 16
Weizenschrotbrot 16
Weizenstärke 14

Weizenvollkornbrot 16
Wels 70
Wermut 48
Whisky 50
Wiener Schnitzel 66
Wiener Würstchen 66
Wildente 62
Wildreis 12
Wildschweinfleisch 62
Wirsingkohl 28
Worcestersoße 78
Würstchen i. Schlafrock 66
Wurst-Käsesalat 80
Wurzelpetersilie 30
Zander 70
Zartbitterschokolade 44
Zaziki 84
Ziegenfleisch 62
Ziegenkäse 58
Zigeunersoße 78
Zitrone 38
Zitronenkuchen 22
Zitronensaft 46
Zitrussaftgetränk 46
Zucchini 28
Zucker 44
Zucker-Butter-Kuchen 22
Zuckererbsen 28
Zuckermais 28
Zuckermelone 38
Zungenwurst 68
Zwetschgenkuchen 22
Zwieback 18
Zwiebel 28
Zwiebelkuchen 84
Zwiebelsuppe 82
Zwiebelwurst 68

Die Deutsche Bibliothek –
CIP-Einheitsaufnahme

Heseker, Beate :
Die aktuelle Lebensmitteltabelle
bei Stoffwechselstörungen: er-
wünschte und unerwünschte Le-
bensmittelinhaltsstoffe bei Gicht,
Übergewicht, Bluthochdruck, er-
höhten Blutfetten/Beate Heseker/
Helmut Heseker. – Frankfurt am
Main: Umschau Buchverl. 1995
   ISBN 3-524-71040-9
NE: Heseker, Helmut:;
   Ostheimer, Friedrich:; HST

© 1995 Umschau Buchverlag
Breidenstein GmbH,
Frankfurt am Main

Alle Rechte der Verbreitung in
deutscher Sprache, auch durch
Film, Funk, Fernsehen, photome-
chanische Wiedergabe, Tonträger
jeder Art, auszugsweisen Nach-
druck oder Einspeicherung und
Rückgewinnung in Datenverar-
beitungsanlagen aller Art sind
vorbehalten.

Lektorat: Christine Dingeldey,
   Darmstadt
Satz: Brönners Druckerei,
   Frankfurt am Main
Druck und buchbinderische
   Verarbeitung: Clausen & Bosse,
   Leck

Printed in Germany

ISBN 3-524-71040-9